Norbert Niers / Brigitte Schwarz

Positionierung – Lagerung – Transfer

Ein Ratgeber für Betroffene, Angehörige, Pflegekräfte, Therapeuten und Ärzte

RATGEBER

für Angehörige, Betroffene und Fachleute

Herausgeber

DEUTSCHER VERBAND DER
ERGOTHERAPEUTEN E. V.

Norbert Niers / Brigitte Schwarz

Positionierung – Lagerung – Transfer

Ein Ratgeber für Betroffene, Angehörige, Pflegekräfte, Therapeuten und Ärzte

Das Gesundheitsforum

Schulz-Kirchner Verlag

Bibliografische Information der Deutschen Nationalbibliothek
Die Deutsche Nationalbibliothek verzeichnet diese Publikation in der Deutschen Nationalbibliografie; detaillierte bibliografische Daten sind im Internet über http://dnb.d-nb.de abrufbar.

1. Auflage 2012
ISBN 978-3-8248-0877-9

Mollweg 2, D-65510 Idstein
Vertretungsberechtigter Geschäftsführer: Dr. Ullrich Schulz-Kirchner
Titelabbildung: Norbert Niers, Brigitte Schwarz
Fotos Innenteil: Norbert Niers, Brigitte Schwarz
Lektorat: Doris Zimmermann
Fachlektorat: Reinhild Ferber
Umschlagentwurf und Layout: Petra Jeck
Druck und Bindung:
wd print + medien GmbH, Elsa-Brandström-Str. 18, 33578 Wetzlar
Printed in Germany

Auch als E-Book und App (z.B. für iPhone und iPad) erhältlich unter der ISBN 978-3-8248-0904-2

Inhaltsverzeichnis

Vorwort zur Reihe

Die „Ratgeber für Angehörige, Betroffene und Fachleute" vermitteln kurz und prägnant grundlegende Kenntnisse (auf wissenschaftlicher Basis) und geben Hilfestellung zu ausgewählten Themen aus den Bereichen Ergotherapie, Sprachtherapie und Medizin. Die Autorinnen und Autoren dieser Reihe sind ausgewiesene Fachleute, die seit vielen Jahren als Therapeuten in der Behandlung und Beratung und/oder als Dozenten in der Aus- und Weiterbildung tätig sind. Sie sind jeweils für den Inhalt selbst verantwortlich und stehen Ihnen für Rückfragen gerne zur Verfügung.

Im Ratgeber „Positionierung – Lagerung – Transfer" haben die Autorin Brigitte Schwarz, Ergotherapeutin, und der Autor Norbert Niers, Logopäde, ihre umfassende Erfahrung im Umgang mit Menschen mit schweren neurologischen Erkrankungen zusammengefasst. Hierzu gehören die Grundlagen der menschlichen Haltung ebenso wie die Achtsamkeit für die Gesundheit derjenigen, die täglich mit den betroffenen Menschen zu tun haben.

In gut nachvollziehbarer Form wird zunächst eine Einführung in die menschliche Haltung im Liegen, Stehen und Sitzen gegeben. Es folgen Erläuterungen wichtiger Begriffe, die hiermit in Zusammenhang stehen, um das das Verständnis für die folgenden Ausführungen zu erleichtern. Den Schwerpunkt des Ratgebers bilden dann konkrete Tipps und Hilfestellungen für verschiedene Lagerungspositionen von Menschen mit schweren gesundheitlichen Beeinträchtigungen. Diese werden präzise erläutert und mit zahlreichen Fotos anschaulich bebildert, sodass sie gut umsetzbar sind. Hierbei wird sowohl auf die besonderen Befindlichkeiten der Betroffenen eingegangen wie auf die Notwendigkeit, sich als Hilfsperson bei der Lagerung und dem Transfer gesundheitsbewusst zu bewegen. Ergänzt wird der Ratgeber um die Auflistung einiger Hilfsmittel für den Transfer, deren Vor- und Nachteile beschrieben und die entsprechenden Bezugsadressen genannt werden.

Die leicht verständliche Sprache des Ratgebers trägt dazu bei, dass die verschiedenen Positionierungen im Alltag schon bald gut eingesetzt werden können. Gerade die zahlreichen Fotos bieten hier eine sehr gute Unterstützung auch für Laien.

Wir hoffen, mit diesem Ratgeber dazu beizutragen, dass Menschen mit schweren Beeinträchtigungen gute Hilfestellungen bei Lagerung und Transfer erhalten und Angehörige und Fachkräfte diese Unterstützung auch gesundheitlich lange leisten können.

Arnd Longrée
Herausgeber für den DVE

Einleitung

Alter, Krankheit und Behinderungen führen häufig zu mehr oder minder starken Bewegungseinschränkungen, sodass Betroffene auf Hilfe angewiesen sind. Derart gehandicapte Menschen kommen z.B. nicht alleine aus dem Bett, sie müssen regelmäßig umgelagert werden oder benötigen zum Sitzen einen speziell angepassten Rollstuhl. Bei großen körperlichen Einschränkungen gelingt es oft trotz intensiver Mühe nicht immer, eine gute Sitzposition zu erreichen, bzw. Patienten verändern ihre Position schnell wieder, womit erneute Korrekturen erforderlich werden (Abb. 1).

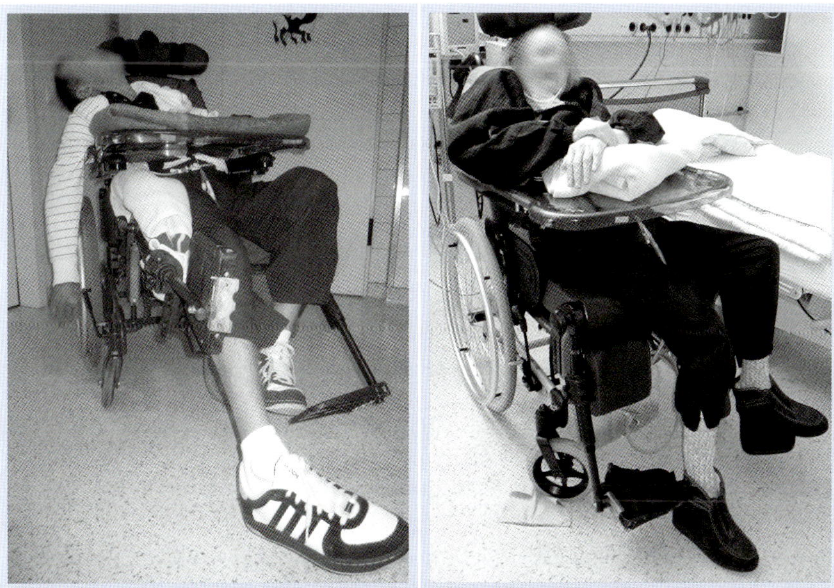

Abb. 1: Beispiele für extrem schlechte Sitzpositionen

So sind neben den bewegungseingeschränkten Menschen auch Angehörige, Pflegekräfte und Therapeuten gefordert, eine den Problemen angemessene sitzende oder liegende Position zu suchen und zu ermöglichen. Hierbei ist es wichtig und hilfreich, einige grundlegende Prinzipien zu kennen.

Dieser Ratgeber möchte daher pflegenden Angehörigen, Betroffenen aber auch professionell Tätigen (z.B. Pflegekräften in der Alten- und Krankenpflege, Arzthelferinnen, Therapeuten, Ärzten usw.) notwendige und hilfreiche Hintergrund- und Basisinformationen an die Hand geben. Darauf aufbauend sollen mit einfachen Hilfestellungen

Tipps gegeben werden, wie Patienten sinnvoll und leicht transferiert, gelagert und positioniert werden können.

Zum einen geht es darum, eine gute Lagerungsposition zu finden, um wichtige Ziele im Sinne des Betroffenen zu erreichen (z.B. um gut essen oder entspannt schlafen zu können). Gleichzeitig sollen Probleme und Komplikationen vermieden werden, die mit der Erkrankung und Behinderung bzw. der Positionierung verbunden sind. So gilt es durch gezielte Unterstützungen sekundäre Schäden wie Druckgeschwüre, Kontrakturen oder Pneumonien zu vermeiden, für Wohlbefinden zu sorgen und möglichst viele unterschiedliche liegende (auf dem Rücken, auf dem Bauch, auf der Seite) oder sitzende (aufrecht sitzend oder nach hinten oder vorn geneigt) Positionen zu ermöglichen.

Andererseits müssen Pflegende auch darauf achten, effizient und vor allem rückenschonend zu arbeiten, um diese körperlich sehr belastenden Tätigkeiten leisten zu können und nicht selbst Schaden zu nehmen. Insbesondere wenn schwere oder auch große Menschen ganzkörperliche Hilfen benötigen, bringt der regelmäßige Transfer aus dem Bett oder das Umlagern viele Hilfskräfte an die Grenzen ihrer Möglichkeiten, zumal es sich um tagtäglich wiederkehrende Aufgaben handelt. Nicht von ungefähr sind insbesondere Rückenleiden ein häufiger Grund für eine Berufsunfähigkeit. Eine permanente Überforderung ist dann schnell der Nährboden für Resignation und Aggression. Deshalb ist es sehr wichtig, neben den verschiedenen Techniken und Möglichkeiten auch die eigenen Grenzen zu kennen, um zu entscheiden, ab wann eine Maßnahme nur noch mit einer weiteren Hilfsperson durchführbar ist.

Eine der häufigsten Ursachen für die Pflegebedürftigkeit eines Menschen ist der Schlaganfall. Er führt sehr oft zu zahlreichen Einschränkungen der Selbstständigkeit, sodass Betroffene – z.B. durch eine Halbseitenlähmung (Hemiparese oder Hemiplegie) bedingt – insbesondere beim Laufen, Umsetzen oder schon beim Drehen im Bett Hilfe benötigen. Der Schlaganfall hat vielfach die Schwächung einer Körperhälfte zur Folge, sodass im Weiteren von einer **kräftigeren** (gesunden, aktiven) oder einer **schwächeren** (gelähmten, kranken, passiven) Seite gesprochen wird. Die Berücksichtigung dieser Seitenunterschiede ist bei vielen Positionierungen oder Transfermaßnahmen wichtig. Liegt eine derartige Einschränkung nicht vor, funktioniert die jeweilige Maßnahme genauso, die spezifische Berücksichtigung einer Seite ist dann aber nicht erforderlich.

In der Regel bewegen wir Tag und Nacht unseren Körper in wechselnde Positionen und bringen Rumpf, Kopf und Extremitäten in eine bestimmte Beziehung zueinander. Hierbei spielen einige Faktoren eine wichtige Rolle, die im folgenden Kapitel näher erläutert werden sollen.

Grundlagen zur Lagerung und Positionierung

Warum wir liegen, wie wir liegen; sitzen, wie wir sitzen; stehen, wie wir stehen

Die Körperhaltung des Menschen unterliegt einem fortwährenden Wechsel und wird ständig verändert oder angepasst. Sie ist abhängig von den Möglichkeiten und den Problemen des Menschen und variiert natürlich auch je nach Situation und entsprechenden Anforderungen, Aufgaben oder Zielen. Grundprinzip der Haltung ist die Aufrichtung gegen die Schwerkraft (Abb. 2), wobei unsere Muskelaktivität den Knochenbau (Skelett) des Körpers entgegen den Kräften der Erdanziehung (Schwerkraft) aufrichtet. Hierbei bewegen die an den Knochen ansetzenden Muskeln durch An- oder Entspannung die Extremitäten (Arme und Beine), den Rumpf sowie den Kopf. Im Alltag des gesunden Menschen geschehen diese Veränderungen und Anpassungen überwiegend unbewusst und automatisiert. Unser Gehirn analysiert in Bruchteilen von Sekunden die Situation und passt durch ein unbewusstes Kontrollsystem die Körperposition den jeweiligen Gegebenheiten unmittelbar an. Unser Kontrollsystem benötigt dafür permanente Mitteilungen aus den einzelnen Körperregionen. Dabei werden von verschiedenen Empfängern (Rezeptoren), die sich im Körperinneren befinden (Propriozeptoren), Informationen aufgenommen und über Nerven zum Rückenmark bzw. zum Gehirn weitergeleitet. Diese Rezeptoren sind in den Muskeln (Muskelspindeln), den Gelenken (Gelenkrezeptoren) und den Sehnen (Sehnenorgane) zu finden und geben uns die Fähigkeit, **Tiefensensibilität** zu empfinden. So wissen wir ohne hinzusehen, wo unsere Arme sind, ob das Knie gebeugt oder gestreckt ist oder ob ein Muskel angespannt oder entspannt ist. Wenn Muskelrezeptoren längere Zeit eine starke Anspannung melden oder Gelenkrezeptoren eine längere starke Überstreckung z.B. des Rückens registrieren, bemühen wir uns um Änderung und Anpassung.

Daneben gibt es die **Oberflächensensibilität**, die uns befähigt, durch die in der Haut liegenden Sensoren (Oberflächenrezeptoren) Temperatur, Druck oder Schmerz wahrzunehmen. Melden uns z.B. die Druckrezeptoren eine längere Belastung einer Gesäßhälfte, empfinden wir den Druck als unangenehm und verändern unsere Sitzposition. Dies läuft ebenfalls unterhalb unseres Bewusstseins ab und funktioniert auch in der Nacht, wenn wir schlafen.

Die Statik unseres Körpers ist dabei so ausgelegt, dass Gewichte primär durch den Knochenbau (Skelett) abgefangen werden. Je nach Position wird mehr oder weniger Gewicht von der Muskulatur übernommen. Während unser Skelett keine Ermüdung kennt, sind Muskeln nur begrenzt belastbar und versuchen „Arbeit abzugeben", z.B. indem wir uns hinsetzen, unseren Rücken anlehnen oder unsere Arme vor dem Oberkörper verschränken. In Tab. 1 sind verschiedene Parameter zusammengefasst, die bei der Auswahl einer bestimmten Körperposition eine Rolle spielen.

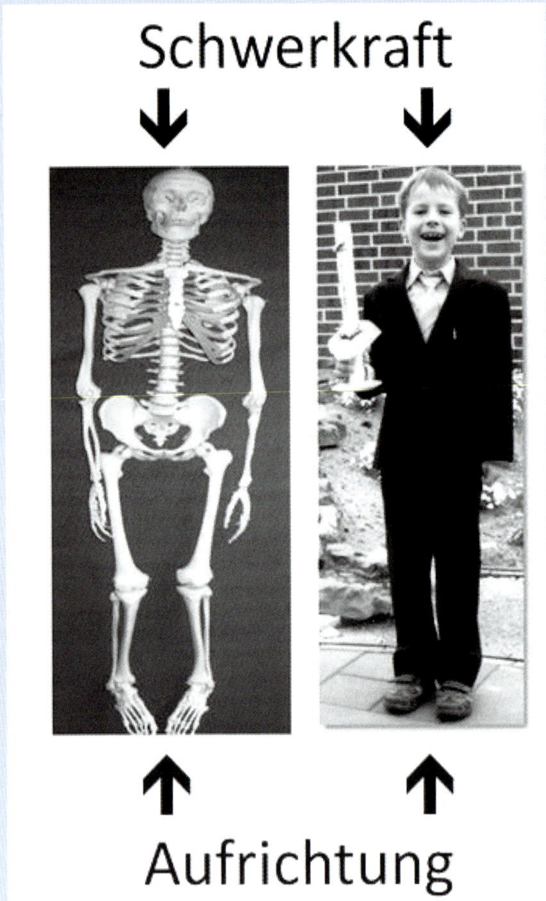

Abb. 2:
Aufrichtung des Körpers gegen die Schwerkraft

So achten wir im Rahmen der **Ökonomie** auf eine anstrengungsfreie Haltung. Wir lehnen uns an eine Mauer an oder stützen uns an einem Geländer ab, um Beine oder den Rumpf zu entlasten. Vorhandene Muskulatur wird sparsam eingesetzt, um den Verbrauch (Stoffwechsel) gering zu halten, wozu wir Flächen zum Liegen, Sitzen, Anlehnen oder Abstützen nutzen. Zum freien Stehen ist eine hohe Muskelbeanspruchung notwendig, während beim Liegen die geringste Leistung erforderlich ist. Zur Entlastung führen auch permanente Positionswechsel sowie Bewegungen allgemein. So ist es viel anstrengender, eine Stunde lang auf einer Stelle zu stehen, als die gleiche Zeit zu gehen.

Stets spielt auch die **Bequemlichkeit** eine Rolle. So suchen wir entspannte Positionen, in denen wir einseitige Belastungen ebenso vermeiden wie extreme (endgradi-

Parameter der Körperhaltung, Positionierung und Lagerung	
Ökonomie	▪ so wenig Anstrengung wie möglich ▪ Entlastung suchen ▪ auf Ausdauer angelegt
Bequemlichkeit	▪ einseitige Belastungen vermeiden ▪ Entlastung durch ständigen Wechsel ▪ Druck verteilen
Alignment	▪ Positionierung von Rumpf, Kopf und Extremitäten unter Berücksichtigung der Gelenkstellung und der Muskellänge
Situation / Ziel	▪ abhängig von der Aufgabe und der Situation sowie dem aktuellen Ziel
Belastbarkeit	▪ Müdigkeit, Muskelermüdungen führen zu einer entlastenden Körperhaltung
Körpersprache	▪ Befindlichkeiten, Aversionen oder Unsicherheiten werden durch die Körperhaltung deutlich
Stabilität Gleichgewicht	▪ bei jedem Positionswechsel wird ein stabiles Gleichgewicht gesucht, um eine Sicherheit gegen Fallen oder Umkippen zu erhalten
Komplikationen Erkrankungen	▪ Schmerzen, Verspannungen oder Lähmungen führen zu Vermeidungsstrategien und einer entsprechend veränderten oder eingeschränkten Haltung bzw. Schonhaltung

Tab. 1: Parameter der Körperhaltung, Positionierung und Lagerung

ge) Gelenkstellungen. Auf der Suche nach Sitz-, Liege- oder Anlehnflächen versuchen wir weiche Unterstützungsflächen zu nutzen, um uns bei der Aufrichtung gegen die Schwerkraft Entlastung zu verschaffen.
Mit **Alignment** wird die Stellung der Extremitäten (Arme und Beine) sowie von Kopf und Rumpf zueinander bezeichnet. So vermeiden wir extreme Überdehnungen oder Beugungen einzelner Extremitäten und streben stets eine ergonomische Ausrichtung der Körperteile zueinander an. Wenn sich z.B. der Kopf nach rechts dreht, werden sich über kurz oder lang auch der Rumpf und das Becken dorthin ausrichten.
Ein wesentlicher Parameter für die Ausrichtung der Körperposition ist auch die **Situation**, aus der heraus wir agieren, bzw. das **Ziel**, das wir verfolgen. So setzen wir uns zum Schreiben eines Briefes oder zum Lesen der Zeitung an einen Tisch. Während wir

uns z.B. zum Essen nach vorne zum Tisch neigen, lehnen wir uns zum Fernsehen oder zur Entspannung meist nach hinten. Dementsprechend sind auch die Beine bei nach vorn geneigtem Oberkörper zurückgenommen. Lehnt sich der Oberkörper dagegen in einem Sessel nach hinten, strecken wir die Beine zumeist nach vorne aus.
Aufgrund unterschiedlicher **Belastbarkeit** versuchen wir bei beginnender körperlicher, aber auch bei geistiger Ermüdung unsere Position anzupassen und durch Veränderung eine Entlastung zu erreichen.
Mit der Körperhaltung wird im Sinne der **Körpersprache** auch die nonverbale Kommunikation unterstützt. So können wir unsere Mitteilungen durch eine entsprechende Körperhaltung untermauern. Unsicherheit, Wut, Angst oder Enttäuschung werden durch die eingenommene Haltung äußerlich sichtbar und deutlich.
Ob wir stehen, sitzen oder liegen – stets sind wir um ein **stabiles Gleichgewicht** bemüht, was uns in jeder Situation eine sichere Ausgangsposition gewährleistet. D.h., wackelige und unsichere Positionen, die zum Verlust des Gleichgewichts führen können, werden vermieden. Ein Ungleichgewicht beinhaltet die Gefahr zu fallen und führt zum bewussten Festhalten oder zu unbewussten (reflektorischen) Bewegungen, um das Gleichgewicht wiederherzustellen oder einen Sturz zu verhindern. Besonders bei wahrnehmungsgestörten oder unsicheren Menschen kann das, was wir als „gerade oder im Gleichgewicht" halten, ganz anders gefühlt werden. Hierdurch kann das Halten bis hin zum „Festkrallen" einen Transfer erschweren oder sogar unmöglich machen.
Schließlich führen verschiedene **Komplikationen** oder Erkrankungen zu einer veränderten Haltung. Schmerzen oder Verspannungen versuchen wir zu vermeiden und nehmen eine entsprechende Schonhaltung ein. Dabei limitieren körperliche Einschränkungen wie etwa eine Halbseitenlähmung infolge eines Schlaganfalls oder eine Bandscheibenproblematik unsere Möglichkeiten, bestimmte Körperhaltungen einzunehmen oder sie entsprechend anzupassen. Auch psychische Erkrankungen wie z.B. Depressionen können mit bestimmten Haltungen korrelieren.
Über die Qualität der Lagerung und Positionierung beeinflussen sich unsere geistigen und körperlichen Fähigkeiten wechselseitig. So können wir uns in einer unbequemen Position oder bei Müdigkeit nach langem Sitzen schlechter konzentrieren und sind schneller abgelenkt. Auch ist es möglich, dass sich Patienten infolge eingeschränkter Kapazitäten ganz auf das Sitzen im Rollstuhl konzentrieren müssen. Sie haben keine ausreichenden körperlichen oder geistigen Reserven, um noch gleichzeitig zu essen, einem Angehörigen oder der Pflegekraft zuzuhören oder fernzusehen. Das darf nicht mit Desinteresse verwechselt werden.

Probleme der Positionierung

Wahrnehmung, Tonus, Bewegungseinschränkungen, Schmerzen

Neben den zuvor beschriebenen allgemeinen Komponenten, die bei der Körperhaltung eine Rolle spielen, führen natürlich auch diverse Erkrankungen oder Behinderungen zu mehr oder minder gravierenden Einschnitten und Veränderungen, die sich auch auf die Körperhaltung auswirken. Hier sind gezielte Maßnahmen und Unterstützungen erforderlich, um eine bestimmte Position zu ermöglichen oder um sekundäre Komplikationen zu vermeiden.

- **Wahrnehmung**

Bewegung und Wahrnehmung bedingen sich wechselseitig: **Man bewegt, was man spürt und man spürt, was man bewegt**. Vor allem bei neurologisch Erkrankten kann es zur eingeschränkten Sensibilität oder zu Missempfindungen kommen, die das gesamte Sinnessystem – also auch Hören (auditiv), Schmecken (oral) und Spüren (taktil-kinästhetisch) – beeinflussen können. So wird in einzelnen Bereichen ein Reiz entweder zu stark (Hypersensibilität) oder zu schwach (Hyposensibilität) wahrgenommen. Beispielsweise zeigen Patienten bei einem schnellen Lagerungswechsel oder bei lauten Geräuschen dann untypische Reaktionen wie Festkrallen oder scheinbares Gegenarbeiten. Dies sind Hinweise auf bestehende Probleme, die im Umgang mit Betroffenen berücksichtigt werden müssen. So kann es z.B vorkommen, dass ein Patient seinen gelähmten Arm nicht spürt und ihn in die Speichen der Rollstuhlräder baumeln lässt. Mitunter wird sogar eine ganze Körperhälfte nicht wahrgenommen und vernachlässigt (Neglectsyndrom). Dies stellt für die Betreuung und Pflege eine besondere Herausforderung dar.

- **Tonus**

Durch unterschiedliche Erkrankungen kann es zu Halbseitenlähmungen (Hemiparesen) oder zu kompletten Lähmungen (Tetraparesen) kommen. Hierbei kann die Muskelspannung (Tonus) durch die Grunderkrankung, durch Überforderung oder auch als Reaktion auf Sensibilitäts- oder Wahrnehmungsprobleme zu hoch (hyperton oder Spastizität) oder zu gering (hypoton oder schlaffe Lähmung) sein. Die gelähmten Körperteile müssen sowohl beim Transfer (z.B. vom Bett in den Rollstuhl) als auch bei der Lagerung (im Bett oder im Rollstuhl) entsprechend positioniert und gelagert werden. Bei einer schlaffen Lähmung würde z.B. ein hängender Arm durch den mechanischen Zug das Schultergelenk schädigen und unter anderem starke Schmerzen verursachen.
Auch die **Unterstützungsfläche (USTF)** spielt eine große Rolle für den Muskeltonus. Wenn wir stehen, ist die USTF sehr klein, und wir benötigen eine hohe Muskelspannung, um uns gegen die einwirkende Schwerkraft aufrecht halten zu können. In liegender Position ist die USTF sehr groß, wodurch die Spannung der Muskeln nachlassen kann, damit wir z.B. entspannen und schlafen können. So wählen wir unsere USTF

immer nach den jeweiligen Tätigkeiten aus. Anlehnen, Abstützen oder Hinlegen sind Möglichkeiten, die USTF zu vergrößern und durch die daraus resultierende Tonussenkung für Entspannung und Entlastung zu sorgen.
Wenn der Mensch sich ausruhen möchte, die USTF aber zu klein ist, wird der Muskeltonus nicht sinken können, da sich der Körper gegen die Schwerkraft halten muss. Daher ist es wichtig, bei Menschen mit Schwächen oder Lähmungen (Hemiplegie, Tetraparesen) die USTF an die Möglichkeiten und das Ziel so anzupassen, dass aktiv wie passiv ein angepasster Muskeltonus erreicht werden kann. Die uns zur Verfügung stehende Muskelkraft ist wiederum auch von der Muskellänge abhängig. So besteht ein Kraftmaximum bei einer bestimmten Muskellänge – ist der Muskel sehr kurz oder extrem überdehnt, wird nur ein Bruchteil der tatsächlichen Kraft erreicht. Viele ältere oder geschwächte Patienten können z.B. von einem hohen Stuhl leichter und mit viel weniger Mühe aufstehen als aus einem tiefen Sessel heraus.

- **Bewegungseinschränkungen**

Werden Körperteile – und hier v.a. Arme und Beine – nicht regelmäßig bewegt, kann es leicht zu Versteifungen und Kontrakturen kommen. Vor allem bei einer zu hohen Körperspannung (Spastik) ziehen die Extremitäten in eine bestimmte Position, in der es auf Dauer zu Fixierungen kommt, was die allgemeinen Möglichkeiten zum Lagern oder Positionieren zusätzlich einschränkt. Ziehen z.B. die Beine in liegender Position derart in die Beugung, sodass die Fersen permanent zum Gesäß gezogen werden, kann das eine weitere Mobilisierung in den Rollstuhl dauerhaft verhindern, weil eine sitzende Position so nicht möglich ist.

- **Schmerzen**

Oft verhindern Schmerzen die Möglichkeit, jemanden in einer bestimmten Position zu lagern. Sind z.B. durch längeres Liegen die Gesäßmuskeln atrophiert (Abnahme der Muskelmasse), geben die Patienten Schmerzen beim Sitzen an und wollen bereits nach kurzer Sitzdauer wieder zurück ins Bett. Da der Transfer oftmals sehr aufwendig und kräftezehrend ist, verbleiben die Patienten dann vielfach für den Rest des Tages dort, was zu einer fortgesetzten Schwächung dieser Muskelgruppen führt. Aber auch ein Dekubitus oder eine unbequeme Sitzposition verursacht Schmerzempfindungen. Dies stellt für Betroffene und Pflegende gleichermaßen eine belastende Situation dar. Wichtig ist daher immer, die Ursache in Erfahrung zu bringen. Mitunter reicht bereits eine relativ kleine Veränderung (z.B. einmal kurz hinstellen, oder die nach vorne gerutschte Person wieder nach hinten bringen) aus, um die Situation zu verbessern.

Grundsätzlich gibt es eigentlich keine schlechte Position oder Körperhaltung, solange sie nicht permanent und stetig eingenommen wird. So ist in der Regel diejenige Körperhaltung am besten, die als nächste eingenommen wird, d.h., eine ständige Veränderung ist sehr wichtig.

Prophylaxen und ihre Ziele

Kontrakturprophylaxe, Dekubitusprophylaxe, Pneumonieprophylaxe

Symptome und Einschränkungen der Patienten wie **Lähmungen, Immobilität, Schwächen, Amputationen, Bewusstseinsstörungen** bis hin zum **Koma** bzw. **Wachkoma** oder auch eine Bettlägerigkeit können Komplikationen bis hin zu irreversiblen Schäden verursachen. Zusätzliche Risiken sind Diabetes mellitus, Anämie, Herzinsuffizienz, Abwehrschwäche, Mangelernährung (z.B. Mangel an Eiweiß, Zink oder Vitamin C) oder ein schlechter Allgemeinzustand, z.B. durch chronische Erkrankungen. Daher ist es wichtig, bei der Lagerung der Betroffenen die Risiken für jeden Einzelnen zu berücksichtigen sowie klare und erreichbare Ziele aufzustellen.

Trotz verschiedener Hilfsmittel wie Antidekubitusmatratzen und Lagerungsfelle bleibt es unerlässlich, bewegungsunfähige Menschen regelmäßig (mindestens alle 2-3 Stunden) umzulagern!

Die o.g. Prophylaxen haben zum Ziel, diese Komplikationen zu verhindern und stellen ein zentrales Anliegen der Lagerung dar. Tabelle 2 gibt einen Überblick über die drei wichtigsten Prophylaxen mit den jeweiligen Maßnahmen.
Im Rahmen der **Kontrakturprophylaxe** wird z.B. durch eine regelmäßige, adäquate Lagerung die Beweglichkeit der Gliedmaßen mit ihren Gelenken erhalten. Starke Kontrakturen können z.B. eine Mobilisierung in den Rollstuhl unmöglich machen und zu dauerhafter Bettlägerigkeit führen.
Ein weiteres Ziel ist die **Dekubitusprophylaxe**. Druckgeschwüre (Dekubiti) sind schmerzhaft. Sie können bei fehlendem Positionswechsel auftreten, wenn ein und dieselbe Körperstelle (häufig der Steiß oder die Sitzbeinhöcker, aber auch die Schulterblätter oder der Hinterkopf) über längere Zeit Druck erfährt und so die Durchblutung der Haut abnimmt, was wiederum zum Absterben des Gewebes führt.
Bei verschiedenen Erkrankungen ist der Transport der Lungensekrete eingeschränkt, sodass bei bettlägerigen Patienten häufiger Lungenentzündungen (Pneumonien) auftreten. Durch regelmäßiges wechselseitiges Umlagern kann der Sekretabfluss verbessert werden und damit ein wichtiger Beitrag zur **Pneumonieprophylaxe** geleistet werden.

Prophy-laxen	Probleme	Maßnahmen
Kontraktur-prophylaxe	Verkürzungen von Sehnen oder Bändern bis hin zu knöchernen Veränderungen, die zu Bewegungseinschränkungen v.a. im Ellenbogen, Handgelenk, Hüfte oder Knie führen	▪ gezielte Lagerung zur Verhinderung von Fehlstellungen ▪ passives Durchbewegen der Extremitäten ▪ Positionswechsel ▪ mehr Unterstützungsfläche
Dekubitusprophylaxe	Rötungen der Haut, Risse, Wunden, Wundliegen, Nekrosen, besonders wenn direkt unter der Haut knöcherne Anteile (z.B. Steißbein, Fersen, Ellenbogen) liegen oder punktueller Druck ausgeübt wird	▪ regelmäßige Lagerungswechsel bedeuten Druckentlastung ▪ Hautpflege schützt die Haut des Betroffenen vor Urin und Schweiß und Trockenheit ▪ Lagerungsmaterialien, wie z.B. Antidekubitusmatratzen, unterstützen die Druckentlastung ▪ spezielle Sitzkissen für das Sitzen im Rollstuhl erleichtern dem Betroffenen die Positionswechsel
Pneuomieprophylaxe	starke Sekretbildung, eingeschränktes Abhusten des Sekretes durch Kraftminderung, verminderte Schluckfähigkeit (Aspiration), Atemschwäche, Bettlägerigkeit oder Schluckstörungen mit eingeschränktem Abhusten können Lungenentzündungen (Pneumonien) zur Folge haben	▪ zweimal am Tag für ca. 1-2 Stunden Bauchlagerung oder Seitenlagerung, damit die Belüftung der Lunge gewährleistet wird und Sekret aus Mund, Rachen und Lunge herausfließen kann ▪ Rückenlage vermeiden, damit weniger Speichel aspiriert (eingeatmet) wird (bei Schluckstörungen) ▪ bei der Nahrungsaufnahme den Oberkörper aufrecht lagern (mehr sitzende Position einnehmen) ▪ regelmäßiges Umlagern kann dazu beitragen, die unterschiedlichen Lungensegmente zu belüften und die Lungensekrete abfließen zu lassen, vor allem die Seit- und Bauchlage trägt dazu bei

Tab. 2: Die drei wichtigsten Prophylaxen

TIPP

Es kann hilfreich sein, in einem Tagebuch die unterschiedlichen Lagerungen zu notieren, z.B. wenn sich Hautveränderungen wie Rötungen zeigen. Auch Beobachtungen können durch Fotos dokumentiert werden, z.B. von Positionen, in denen der Betroffene weniger unruhig ist. Dies kann es erleichtern, günstige Lagerungspositionen etwa für die Nacht zu finden.

Allgemeine Regeln für Transfer und Positionierung

Unter Berücksichtigung der sehr unterschiedlichen individuellen Gegebenheiten geben die folgenden allgemeinen Prinzipien eine Hilfestellung, da sie auf nahezu alle Situationen im Umgang mit hilfebedürftigen Menschen angewandt werden können.

- Vor Beginn der Lagerung oder der Transfermaßnahme den Betroffenen kurz mit Worten und ggf. auch mit Gesten informieren
- Beim Transfer vom, ins oder im Bett zunächst Platz für Bewegungsfreiheit schaffen
- Die individuelle Krankengeschichte mit den jeweiligen Einschränkungen und Grenzen, aber auch bevorzugte „Liegegewohnheiten" (liegt lieber auf dem Bauch, dem Rücken oder der Seite) des Betroffenen berücksichtigen
- Vorhandenes Potenzial des Patienten zur aktiven Mithilfe einfordern
- Das Ziel und die Einzelschritte verbal begleiten – ggf. den Betroffenen das Kommando selbst geben lassen
- Als Hilfsperson geschlossenes und rutschfestes Schuhwerk tragen
- Nie an Extremitäten oder Gelenken ziehen – Vorsicht besonders bei der Schulter sowie bei allen schlaffen Lähmungen
- Das Bett zunächst auf die richtige Arbeitshöhe bringen; Kopfteil nach unten
- Möglichst mit geradem Rücken arbeiten
- Den betroffenen Patienten möglichst nahe am eigenen Körper bewegen
- Vor Transfer oder Lagerung Bremsen am Rollstuhl bzw. Bett betätigen
- Beim Transfer in den Rollstuhl oder aus dem Rollstuhl heraus zunächst die Fußrasten entfernen
- Bei unbekannten oder schweren Patienten möglichst zu zweit arbeiten – rechtzeitig Hilfe anfordern
- Insbesondere bei hoher Muskelspannung Körperteile großflächig unterlagern, um eine hohe Muskelspannung zu senken und Druckstellen zu vermeiden

Positionierung im (Roll-)Stuhl

Die sitzende Position ist sicher die, in der wir uns neben dem Liegen am längsten aufhalten. Sie bietet gute Möglichkeiten sowohl für Aktivität als auch für Passivität (ausruhen oder schlafen im Sessel). Zudem ist das Sitzen auf Dauer nicht so belastend wie das Stehen und ermöglicht zahllose individuelle Variationen.

Aufgrund unterschiedlicher Einschränkungen oder Behinderungen sind viele ältere oder kranke Menschen auf einen Rollstuhl angewiesen. Dieses Hilfsmittel wandelt sich damit vielfach von einem Transportmedium hin zu einem Sitzmöbel, auch wenn die Betroffenen durchaus auf einem normalen Stuhl oder in einem Sessel sitzen könnten. Körperliche Einschränkungen wie Lähmungen, Schwächen, reduzierte Wachheit oder Dekubiti können aber das Sitzen auf einem normalen Stuhl erschweren, sodass erst Rollstühle mit speziellen Sitzhilfen, wie Sitzkissen, Sitzschalen oder seitliche Pelotten, bzw. speziell angepasste (Multifunktions-)Rollstühle das Sitzen ermöglichen. Aber auch ein normaler Stuhl bietet Möglichkeiten, die Sitzhaltung durch aufgerollte Kissen, Decken oder Sitzkeile individuell anzupassen und zu unterstützen.

Wie auch bei der liegenden Position bestimmen Aufgaben und Aktivitäten die Haltung bzw. Sitzsituation im Einzelnen. So kann der Sitz passiv, also für eine Ruheposition oder zur Entspannung, sowohl nach vorne (Abb. 7) als auch nach hinten (Abb. 6) eingenommen werden. Ebenso ist ein aktiver Sitz z.B. zum Lesen, Schreiben oder für die Hausarbeit am Tisch möglich.

Allgemeines zum Sitz

Eine sitzende Position können wir in sehr unterschiedlichen Variationen sowie auch auf verschiedenen Sitzunterlagen einnehmen, z.B.:

- auf dem Boden
- im Bett
- an der Bettkante
- auf einem Sitzball / Sitzsack
- auf dem Stuhl
- im Sessel oder Sofa
- im Rollstuhl
- auf einem Hocker

Während wir beim Liegen unser Gewicht auf eine sehr große Fläche verteilen, stehen in sitzender Position nur die Gesäßfläche, die Oberschenkel und die Füße sowie evtl. die Arme zum Druckausgleich bzw. zum Abstützen zur Verfügung. Je geringer aber die zur Verfügung stehende (Unterstützungs-)Fläche ist, desto größer sind der Druck sowie die erforderliche Körperspannung, um gegen die Schwerkraft eine Aufrichtung zu erreichen. Das wiederum führt zugleich zu einer Anregung des Kreislaufs, da die Aufrichtung auch mit Aktivierung, also „Arbeit" verbunden ist. Zur Druckentlastung sowie aus Gründen der Ökonomie verändern wir dabei ständig unsere Position, um durch eine wechselseitige Be- und Entlastung für einen Ausgleich zu sorgen.

Wir sitzen daher nie lange statisch wie eine Steinfigur, sondern lehnen uns vor oder zurück, verschränken die Arme oder schlagen die Beine übereinander. Je stärker aber z.B. eine Schwäche oder Lähmung diese Positionsveränderung einschränkt, desto schneller wird das Sitzen unbequem, belastend und sogar schmerzhaft. So werden insbesondere hilfsbedürftige Menschen schneller unruhig und wollen wieder zurück ins Bett. Spezielle Sitzkissen (Gelkissen o. Ä.) können helfen, die Druckbelastung zu reduzieren. Dies ist besonders wichtig, wenn sich durch Bettlägerigkeit auch die Sitzmuskulatur reduziert zeigt oder Patienten bewegungsunfähig sind und damit keine Möglichkeit haben, wechselseitig die Sitzflächen zu be- und entlasten. Eine weitere Folge des passiven oder statischen Sitzens ist, dass bei fehlender Möglichkeit zur Positionsveränderung der gleichbleibende Druck die Dekubitusgefahr erhöht.

Bereits die Qualität des Transfers und der Positionierung des hilfsbedürftigen Menschen bestimmt dessen Fähigkeit, in einer Haltung auch auszuhalten – und damit die Sitzdauer. Wer gut positioniert wird, sitzt länger und besser. Insofern beeinflusst die Art der Positionierung auch unmittelbar die Lebensqualität.

Die Fähigkeit, eine Position auszuhalten, ist aber auch davon abhängig, ob wir aktiv oder passiv sind. Wer konzentriert am Computer sitzt und vielleicht sogar unter Zeitdruck arbeitet oder einen spannenden Film am Fernseher verfolgt, wird das Sitzen länger aushalten und als weniger belastend empfinden als jemand, der allein und untätig in seinem Zimmer im Rollstuhl sitzt und sich langweilt. So kann der Blick in einen belebten Flur, auf eine Straße oder in einen Vogelkäfig dem Bewohner eines Seniorenheims ein Minimum an Anregung und Ablenkung verschaffen, die ihm helfen, im Rollstuhl länger zu verweilen.

Im Gegensatz zur liegenden Position ist der Rumpf beim Sitzen aufgerichtet, sodass wir Kraft benötigen, um ihn nach vorne, hinten und seitlich zu stabilisieren. Alternativ dazu können wir Rücken- und Armlehne nutzen oder wir lassen seitliche Unterstützungen wie Sitzschalen, Kissen oder Pelotten anbringen. Da sich der Rumpf über das Becken aufrichtet, ist die Rumpfposition automatisch auch von der Beckenposition

abhängig. Ist das Becken aufgerichtet, lässt sich auch der Rumpf leichter aufrichten; kippt das Becken nach hinten, fällt auch der Rumpf zusammen.
Abb. 3 zeigt ein aufgerichtetes und durch die Rückenlehne nach hinten stabilisiertes Becken. Dies sorgt wiederum für eine gute Rumpfaufrichtung. Davon profitiert auch der Kopf, der selbst bei limitierter Kopfkontrolle noch gut gehalten werden kann.

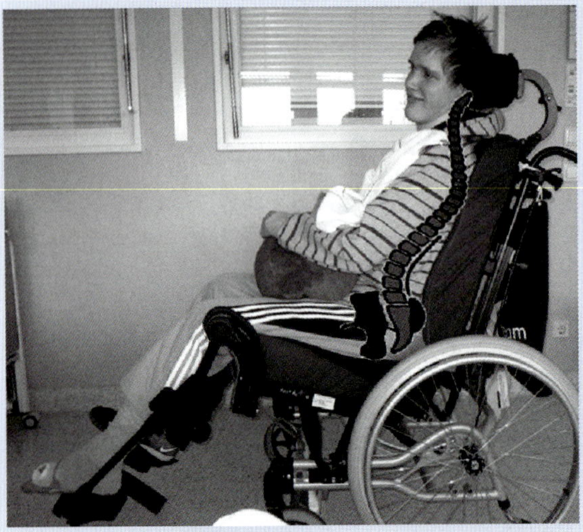

Abb. 3: Rumpfaufrichtung durch aufgerichtetes und stabilisiertes Becken

In Abb. 4 ist das Gesäß nach vorne gerutscht, sodass das Becken nach hinten kippen kann und den Rumpf nach vorne fallen lässt (Beugung), was sich wiederum auf den Kopf auswirkt. So sinkt dieser nach unten und verdeutlicht so die eingeschränkte Kopfkontrolle.

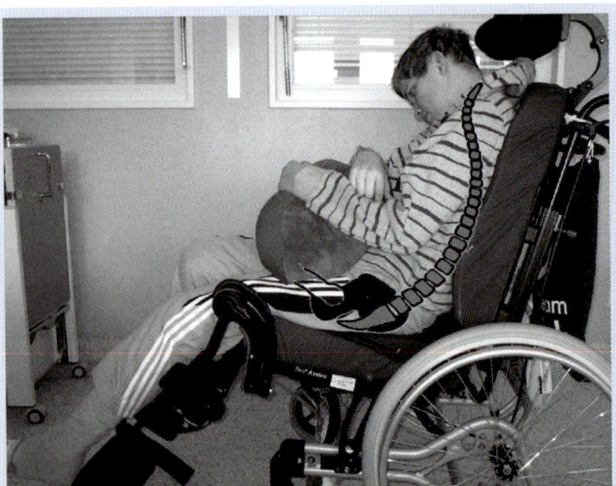

Abb. 4: Rumpf sinkt nach vorn als Folge des nach hinten gekippten Beckens

Die Kopfposition wird ganz wesentlich von der Position des Beckens beeinflusst.

Die aktive Aufrichtung des Beckens wird z.B. durch die Bauch- und Rückenmuskulatur erreicht. Ist dies durch Muskelkraft nicht möglich, muss das Gesäß ganz nach hinten gebracht werden, damit es nicht zurückkippen kann, sondern durch die Rückenlehne oder ggf. noch durch ein zusätzliches Kissen stabilisiert wird (Abb. 5).

Ferner ist die Beckenstellung auch von der Position unserer Beine abhängig. Bei nach vorn ausgestreckten Beinen kippt das Becken leichter nach hinten (Entspannungsposition). Bei hängenden Beinen ohne Bodenkontakt wird das Becken nach hinten gekippt und die Person aus dem Stuhl herausgeschoben. Daher ist ein fester Bodenkontakt der Füße bei der sitzenden Positionierung auch wichtig, wenn der Betroffene seine Beine gar nicht bewegen kann. Unter die Sitzfläche zurückgenommene Beine helfen das Becken aufzurichten und dienen der Rumpfvorlage (Aktivitätsposition).

Um die Muskulatur zu entlasten (Ökonomie), versuchen wir uns wenn möglich anzulehnen. Dabei können wir mit dem Rücken Kontakt zur Rückenlehne suchen, aber auch das Becken durch die Rückenlehne stabilisieren. Voraussetzung hierfür ist, dass das Gesäß ganz nach hinten gebracht wird. Bleibt es vorne bzw. rutscht der Betroffene vor, ist ein Kontakt u.U. nur möglich, wenn das Becken nach hinten kippt, dann kann es aber keinen Beitrag zur Rumpfaufrichtung leisten.

Der aufgerichtete Rumpf ist wiederum Voraussetzung für die Kopfkontrolle. Indem der Kopf senkrecht über dem Rumpf gehalten wird, wird das Gewicht über die Halswirbelsäule (HWS) – also „knöchern" – getragen, der Kopf muss muskulär nur ausbalanciert werden. Ist der Rumpf „in Schieflage", also nach vorne, hinten oder seitlich geneigt, verändert dies häufig auch die Gesamtstatik des Körpers. Die Folge ist, dass der Kopf nicht mehr senkrecht über der HWS ausbalanciert werden kann, sondern muskulär aufrecht gehalten werden muss. Durch Schwächen oder limitierte Belastbarkeit bedingt, fehlen diese Kräfte oft, der Kopf sinkt dann herunter und hängt herab (Abb. 1 und Abb. 4). Zentrales Anliegen der Positionierung im Rollstuhl ist deshalb, den Rumpf so symmetrisch und aufrecht wie möglich zu positionieren, um Kopf und Armen optimale Bedingungen zur Aufrichtung und für Handlungen zu bieten.

Der aktive Sitz

Beim aktiven Sitz (Abb. 5) ist der Oberkörper in der Regel nach vorne in Richtung der Aktivität geneigt. Voraussetzung dafür ist, dass es gelingt, den Rumpf so zu stabilisieren, dass er nicht zusammensinkt oder zur Seite fällt.

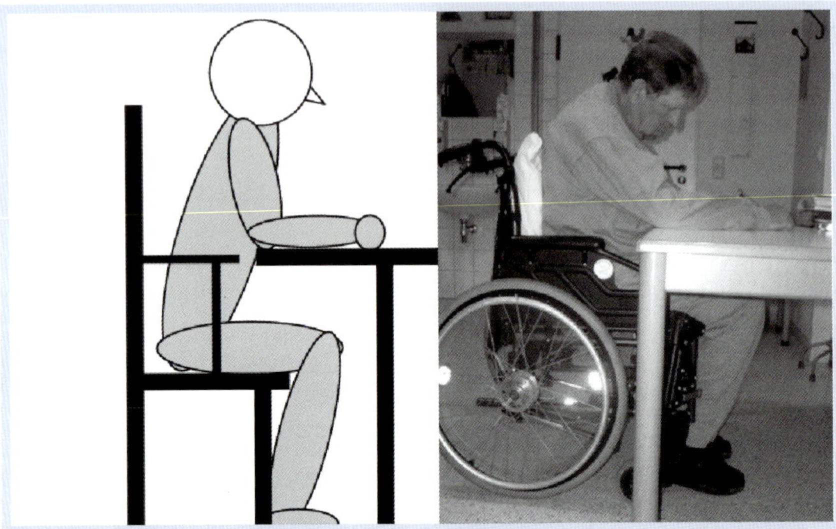

Abb. 5: Aktive Sitzposition

Merkmale einer aktiven Sitzposition

- Das Abstützen am Tisch (direkt durch den Rumpf oder indirekt über die Arme) ermöglicht eine wichtige Entlastung z.B. des Rückens. Hierbei kommt es auf die Höhe des Tisches an, ob ein Abstützen in aufrechter oder nur in gebeugter Position möglich ist.
- Das aufgerichtete, leicht nach vorn gekippte Becken ermöglicht eine entsprechende Rumpfaufrichtung bei leichter Vorlage.
- Die Füße sind zurückgenommen; mit nach vorn ausgestreckten Füßen ist eine Beckenaufrichtung nicht möglich. Im Rollstuhl sollten außerhalb der Fahrsituation die Fußstützen zur Seite genommen werden, um den Füßen die Möglichkeit zum Bodenkontakt zu bieten. Dadurch kann bei vorgeneigtem Oberkörper Gewicht auf die Füße gebracht werden. Dies ist kaum möglich, wenn sich die Füße noch auf den Fußrasten befinden. Das Gewicht auf den Füßen beim Bodenkontakt ist ein wichtiger Stimulus für die Fußsohlen, die eine besondere Sensibilität besitzen und hierdurch den Tonus des Körpers regulieren helfen.

- Je nach Aktivität ist mehr oder weniger Auflagefläche für Arme und Hände erforderlich. Auch die Höhe der Armposition ist zu bedenken. Soll z.B. selbstständig gegessen werden, ist ein Anheben von Arm und Hand notwendig. Bei bestehenden Schwächen kann zur Unterstützung der Arm mittels entsprechender Unterlage leicht erhöht gelagert werden.

Der passive Sitz

Der **passive Sitz** erfordert mehr Fläche zum Abstützen (Unterstützungsfläche) für Rumpf, Kopf und Arme, damit wir uns in dieser Position auch ausruhen können. Grundsätzlich ist es möglich, den Oberkörper hierzu sowohl nach hinten als auch nach vorne zu bringen.

Der **hintere passive Sitz** kommt – je nach Neigungswinkel – der liegenden Position sehr nahe (Abb. 6). Neben einem entsprechenden Multifunktionsrollstuhl eignen sich dafür bequeme Fernseh- bzw. Ruhesessel oder auch stabile Gartenstühle.

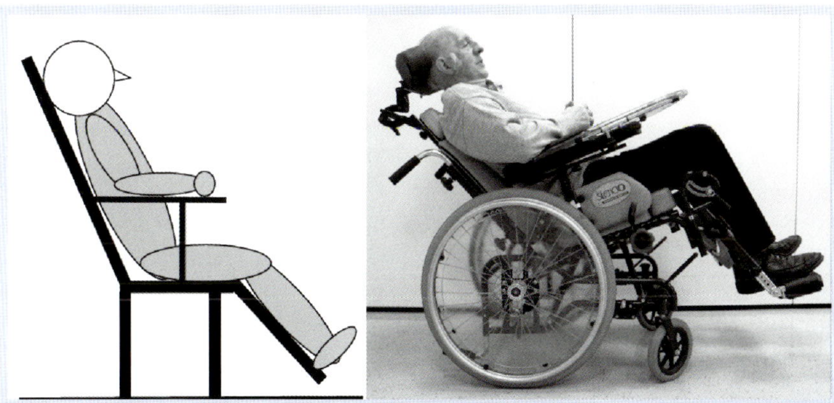

Abb. 6: Passive Sitzposition (hinten)

Merkmale einer hinteren passiven Sitzposition
- Um entspannen, ausruhen oder schlafen zu können, lehnen wir uns an, sodass wir eine stabile Unterlage im Rücken benötigen.
- Lehnen wir uns hinten an, ist eine deutliche Neigung der Rückenlehne nach hinten erforderlich. Durch den Druck des Rückens auf die Rückenlehne gelingt es, Muskelspannung an die Auflagefläche abzugeben und zu entspannen. Vor allem bei instabilem Rumpf ist ein symmetrisches Ausrichten wichtig, um ein „Wegsacken" zur Seite zu verhindern.

- Um entspannen zu können, muss auch der Kopf abgestützt werden. Dabei ist v.a. ein Überstrecken nach hinten zu vermeiden, da dies vielfach mit einem geöffneten Mund einhergeht, was wiederum durch die Mundatmung zur Mundtrockenheit führt. Zudem wird bei nach hinten überstrecktem Kopf das Schlucken (auch des Speichels) erschwert. Ist der Oberkörper nur leicht nach hinten geneigt, kann der Kopf nach vorne herunterhängen. Auch dies ist ungünstig.
- Die Beine sollten möglichst nicht hängen, sondern abgestützt nach vorne gebracht werden.
- Auch die Arme sollten abgestützt werden und nicht hängen. Bei hypotoner Muskulatur führt das Hängen des Armes leicht zur Schädigung des Schultergelenks, was zu starken chronischen Schmerzen und Bewegungseinschränkungen führen kann.

Der **vordere passive Sitz** soll es dem sitzenden Patienten ermöglichen, im (Roll-)Stuhl auszuruhen oder sogar zu schlafen, indem der Oberkörper nach vorne gebracht und abgestützt oder abgelegt werden kann (Abb. 7).

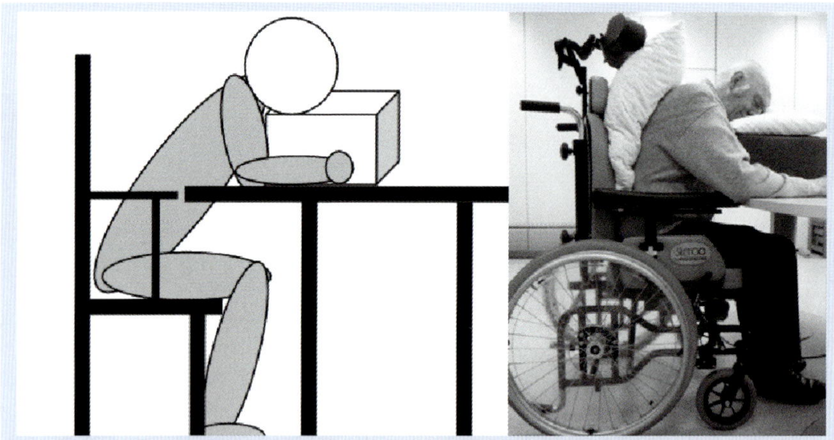

Abb. 7: Passive Sitzposition (vorn)

Vor allem wenn sich der Rollstuhl nicht so weit nach hinten kanteln lässt, dass der Kopf abgelegt werden kann, bietet sich zur Entlastung im Sitzen die Positionierung nach vorne an. Aber auch, um den Betroffenen als Alternative zum Bett noch eine Weile im (Roll-)Stuhl belassen zu können. Wer also z.B. nicht den ganzen Vormittag aufrecht sitzen kann, könnte über diese passive Vorlage eine Stunde ausruhen, um nach anschließender Aufrichtung das Mittagessen noch im Rollstuhl einzunehmen. Insbesondere wenn sich der Transfer aus und in den Rollstuhl als sehr aufwendig gestaltet, kann das Einnehmen der vorderen und der hinteren Ruheposition im Wechsel mit der aktiven Sitzposition eine Alternative zum Verbleiben im Bett sein.

Merkmale einer vorderen passiven Sitzposition

- Durch eine Ablage- oder Unterstützungsfläche, z.B. gefaltete Decken oder Lagerungspacks (Lieferfirmen siehe Anhang), wird der Rumpf abgestützt, damit er nicht hängen muss. Diese Materialien sollten so stabil sein, dass sie nicht durch den Druck des Oberkörpers zusammensinken oder vom Körper weggeschoben werden können. Ggf. hilft auch eine rutschfeste Unterlage.
- Die Ablagefläche muss auch dem Kopf die Möglichkeit bieten, gehalten zu werden. Da es problematisch ist, den Kopf über den Kiefer abzustützen, sollte der Kopf möglichst zur Seite rotiert sein, damit er großflächig seitlich abgelegt werden kann.
- Das Becken muss nach vorne positioniert und aufgerichtet werden, was bei Vorneigung des Oberkörpers eine entsprechende Hüftbeweglichkeit (und Schmerzfreiheit) erfordert.
- Die Beine müssen hierzu unter die Sitzfläche zurückgenommen werden und sollten möglichst Bodenkontakt haben. Mit nach vorne ausgestreckten Beinen ist eine Oberkörpervorlage nicht zu erreichen bzw. sehr unbequem.

Grundsätzlich sollten die Sitzzeiten an die Möglichkeiten des Patienten angepasst und je nach Belastbarkeit limitiert werden. Ist einem Menschen ein selbstständiger Positionswechsel nicht möglich, sind zusätzliche Hilfen denkbar, wie z.B.:

- den Rollstuhl abwechselnd nach vorne oder nach hinten kanteln
- zwischendurch kurz aufstehen lassen
- Sitzposition korrigieren, z.B. beim nach vorne gerutschten Patienten (Abb. 1) das Gesäß wieder nach hinten bringen
- Ablenkungs- oder Beschäftigungsmöglichkeiten suchen

Das Herunterrutschen im Rollstuhl kommt sehr häufig vor. Bereits wenige Zentimeter können eine unbequeme, teilweise sogar schmerzhafte Sitzposition ergeben, die sich auch auf Arme und Kopf und damit auf die Handfunktion sowie die Schluckfähigkeiten auswirkt. Der sogenannte Schinkengang ist besonders dazu geeignet, um einen im Rollstuhl heruntergerutschten Menschen auf ergonomische Weise wieder zurück in seine Ausgangshaltung zu bringen. Er bietet die Möglichkeit, rückenschonend unter gleichzeitiger Aktivierung des Betroffenen die Sitzposition zu optimieren. Er kann in folgenden Schritten durchgeführt werden:

- Fußrasten und Rollstuhltisch entfernen
- Füße in 90°-Position auf den Boden bringen
- Oberkörper in Vorlage bringen (Achtung: ggf. gelähmten Arm schützen und in den Schoß des Betroffenen legen)

- Gewicht des Oberkörpers zur Seite verlagern, damit eine Gesäßseite und ein Oberschenkel entlastet werden
- Mit der Hand die Gesäßseite unterfassen und ein Stück nach hinten bringen (ggf. leicht mit dem eigenen Knie das Knie des Patienten nach hinten schieben)
- Gewicht des Oberkörpers auf die andere Seite bringen und auch hier das Gesäß nach hinten bringen
- Schritte ggf. mehrfach wiederholen, bis das Becken ganz hinten in Aufrichtung positioniert ist
- Am Schluss Oberkörper wieder aufrichten

Alternativ zum Stuhl oder Rollstuhl ist eine annähernd sitzende Position auch im Bett erreichbar (Abb. 8).

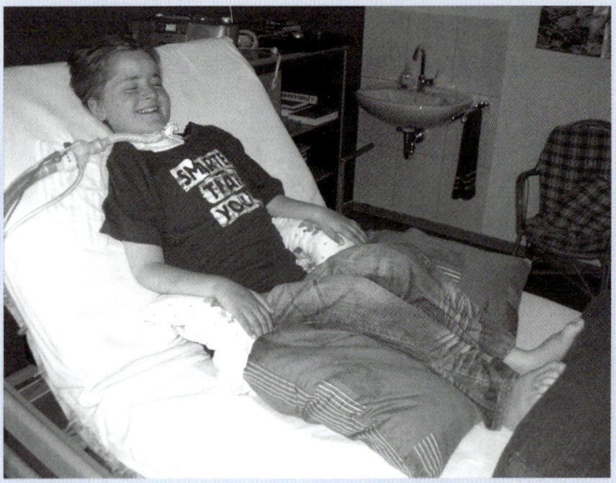

Abb. 8:
Sitzende Position im Bett

Beim Aufrichten des Kopfteils ist es wichtig, dass der Betroffene weit genug nach oben gebracht wird, damit das Herunterrutschen vermieden wird. So ist es stets problematisch, wenn bei Aufrichtung des Kopfteils der Drehpunkt zur Aufrichtung nicht im Beckenbereich, sondern im Rücken liegt, denn das führt automatisch zum Abknicken des Oberkörpers. In der Regel ist nach einiger Zeit eine Korrektur erforderlich, da auch weniger stark bewegungseingeschränkte Menschen leicht nach unten rutschen.

Eine fest aufgerollte Decke oder ein Schaumstoffpack an den Füßen verleiht noch zusätzliche Stabilität und kann dem Heruntersinken entgegenwirken. Seitlich aufgerollte Decken können den Oberkörper stabilisieren und das Wegkippen zur Seite verhindern.

Lagerungen des Patienten im Bett

Die im Folgenden beschriebenen Lagerungsmöglichkeiten sollen Pflegekräften, Therapeuten und Angehörigen Beispiele und Anregungen zum individuellen Positionieren der Betroffenen geben.

Auswahlkriterien sind hier – basierend auf den normalen Bewegungsabläufen – die individuellen Bedürfnisse, die motorischen Fähigkeiten der Betroffenen, aber auch das rückenschonende Arbeiten der Betreuungspersonen.

Die aktiven und passiven Bewegungsabläufe und Lagerungsmöglichkeiten sollen zudem die Wahrnehmung fördern und sich positiv auf die Mobilität des Patienten auswirken Dies sind wiederum wichtige Faktoren für angepasste (normale) Tonusverhältnisse.

Lagerung des Patienten in Seitenlage

Die Seitenlagerung der Patienten ist besonders wichtig, da durch den Wechsel von Streckung (Extension) und Beugung (Flexion) eine Veränderung und damit Normalisierung des Muskeltonus ermöglicht wird. Wie Abb. 9 zeigt, kann das der alleinige Wechsel von der Rückenlage in die 30°-Seitenlage so nicht gewährleisten – hier ist kaum eine Veränderung von Beugung und Streckung zu erkennen.

Jeder Mensch beugt seine Beine, wenn er sich im Bett auf die Seite dreht. Diese Stellung der Beine verhindert z.B., dass man wieder auf den Rücken zurückrollt und entlastet so wiederum die aufliegenden Flächen, besonders den Steißbeinbereich. Da die Knochen hier aufgrund fehlender Muskeln oder Fettpolster direkt unter der Haut liegen, sind diese Stellen besonders dekubitusgefährdet.

Bei jeder Lagerung ist es wichtig, die Zufriedenheit des Patienten zu berücksichtigen. Oft interpretieren wir Unruhe und Schmerzen damit, dass es der Patient vielleicht in einer Position nicht mehr aushalten kann. Eine nur leichte Veränderung – z.B. bei der Positionierung der Arme oder der Beine – kann bereits eine positive Wirkung haben.
Als Lagerungsmaterial eignen sich z.B. Handtücher, Kissen, Decken oder sogenannte Corpomed-Kissen (Stillkissen). Diese Kissen passen sich individuell an und geben dem Körper besonders bei Wahrnehmungsstörungen mehr Begrenzung. Es sollte ausreichend Material zur Lagerung vorhanden sein.

In der Seitenlage (Abb. 10) bleibt das unten liegende Bein gestreckt, während das oben liegende gebeugt wird. Durch den Wechsel der Seiten (Liegen auf der linken und auf der rechten Seite im Wechsel) entsteht auch ein Wechsel des Muskeltonus, der wiederum den Hypertonus (Spastizität) hemmt. Dies verhindert wiederum Kontrakturen in Hüfte und Knie und sichert vorhandene Beweglichkeit (Kontrakturprophylaxe). Zudem erhält das Gehirn bei jedem Lagewechsel Informationen aus den Rezeptoren in Gelenken und Muskeln, was der Anregung dient und die Orientierung im Raum erleichtert.

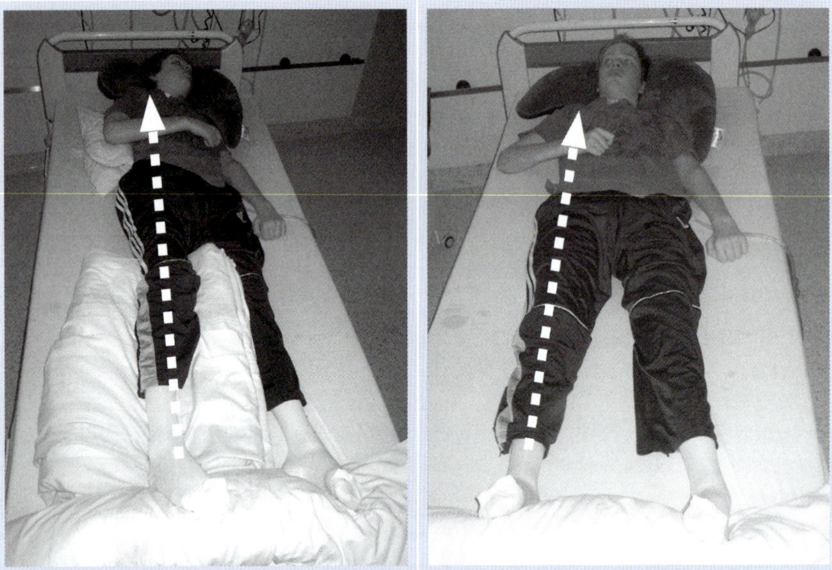

30°-Lagerung | Rückenlage

Abb. 9: Gleiche, ungünstige Körperstreckung bei Rückenlage und 30°-Seitenlagerung

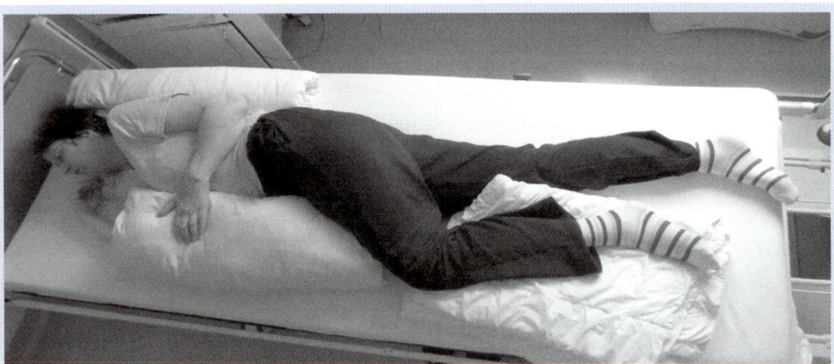

Abb. 10: 90°-Seitenlagerung

Die 90°-Seitenlagerung wird zusätzlich durch ein kurzes festes Kissen oder eine aufgerollte Decke im Rücken stabilisiert. Bei Dekubiti gefährdeten Betroffenen sollte der Steiß frei bleiben, da auch ein Kissen an dieser Stelle auf Dauer einen gefährlichen Druck ausüben kann. Das vordere Kissen verhindert eine ungewollte Bauchlagerung und gibt dem Betroffenen zusätzliche Begrenzung und Sicherheit, da der oben liegende Arm hier abgelegt werden kann. Das unten liegende Bein wird gestreckt und an der Ferse leicht mit einem kleinen Handtuch unterlegt, sodass die Ferse frei liegt und sich auf der Matratze nicht wund liegen kann. Das oben liegende Bein wird deutlich in der Hüfte und im Knie gebeugt (jedoch nicht mehr als 90°) und mit einer festen Lagerungshilfe unterstützt. Knie und Hüfte liegen dabei auf einer Höhe. Damit wird die oft mangelnde Abduktion der Beine unterstützt. Bei der Abduktion handelt es sich darum, dass sich die Knie nicht annähern, sondern die Möglichkeit behalten, auseinanderbewegt werden zu können. Das ist bei der sitzenden Position wichtig, damit eine Beckenaufrichtung ermöglicht wird
Der Kopf sollte mit einem flachen Kissen gelagert werden, also senkrecht zur Wirbelsäule.

Lagerung in Rückenlage / Langsitz / A-Lagerung

Für Patienten, die viel und lange liegen müssen, ist die ständige Rückenlage nicht optimal, da, wie oben schon beschrieben, zu viel Druck auf empfindliche Körperteile ausgeübt wird. Durch die unterstützende Lagerung des Oberkörpers, die sogenannte A-Lagerung und die Beugung der Hüfte können solche Körperteile entlastet werden. Viele Patienten, die sich nicht mehr aktiv und selbstständig bewegen können, liegen in einem elektrisch höhenverstellbaren Pflegebett, was die optimale Positionierung und Lagerung im Bett sehr erleichtert.
Je nach Aktivitäts- oder Ruheposition wird das Bett individuell eingestellt. Die Beugung der Hüfte verhindert das Herunterrutschen.

Abb. 11: Sitzen im Bett

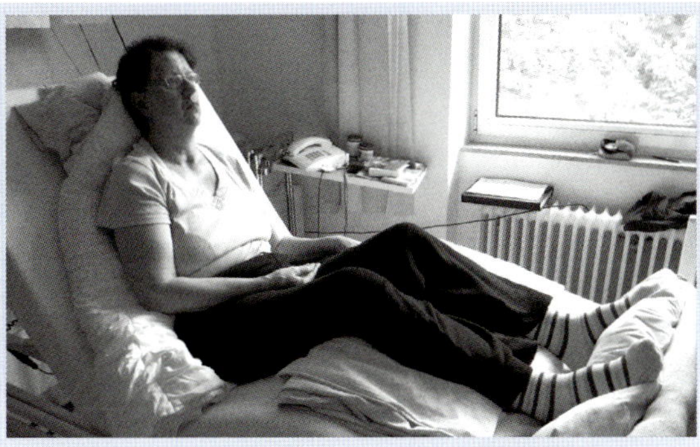

Durch die A-Lagerung des Oberkörpers (zwei Decken werden hier am Kopf gekreuzt und begrenzen so den Oberkörper seitlich) erhält der Brustkorb mehr Raum. Zudem wird hierdurch auch das seitliche Wegrutschen verhindert.

Lagerung des Patienten in Bauchlagerung (130°)

Die Seitenlagerung und Rückenlage sind weit verbreitet, seltener sieht man aber die Bauchlagerung. Viele Menschen sind jedoch gewohnt, in dieser Position einzuschlafen. Solche Gewohnheiten können bei nahen Angehörigen erfragt werden. Die Bauchlagerung ist insbesondere für Patienten mit beginnenden Kontrakturen und Hypertonus vorteilhaft, da sie der Tonusregulation und Extension (Streckung) dient. Bei Menschen, die infolge von Lungenerkrankungen über große Sekretmengen klagen oder die über eine Trachealkanüle atmen, ist diese Lagerung ebenfalls sehr hilfreich, da sich das Sekret weniger im Rachen staut und leichter abfließen kann.

Bei Betroffenen, die vorher nicht in dieser Stellung gelegen haben, für die jedoch die Bauchlagerung hilfreich wäre, ist es sinnvoll, damit langsam zu beginnen. Die Zeit der Bauchlagerung kann mit 10 bis 30 Minuten beginnen. Es ist wichtig, hier Zeit zur Gewöhnung an diese andere Lagerungsposition zu geben, um den positiven Effekt spürbar werden zu lassen. Bis eine Entspannung eintritt, kann es dauern, denn Patienten mit einer Wahrnehmungsstörung benötigen oft mehr Zeit, diese zu erkennen und zuzulassen.

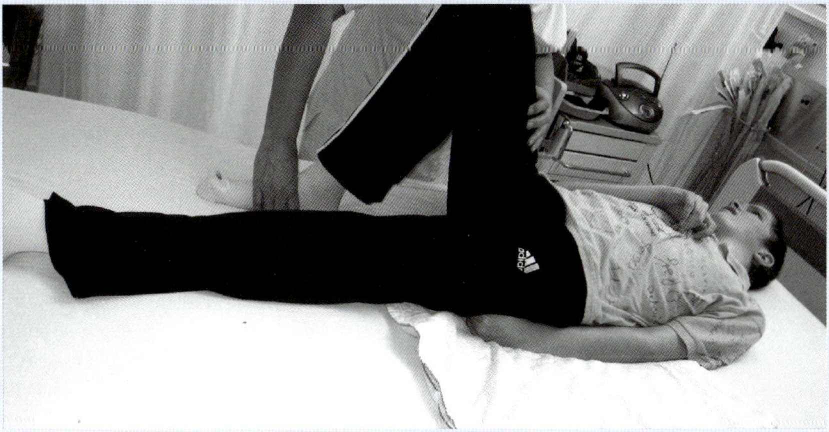

Abb. 12: Beugung des Beines

Die Einzelschritte zur Bauchlagerung (Abb. 12-15):

- den Patienten weit genug an die Bettkante bewegen (siehe Kapitel „Bewegen des Patienten im Bett")
- den Arm, über den der Körper gerollt wird, unter den Körper legen
- das Bein aufstellen, mit dem die Drehbewegung eingeleitet wird

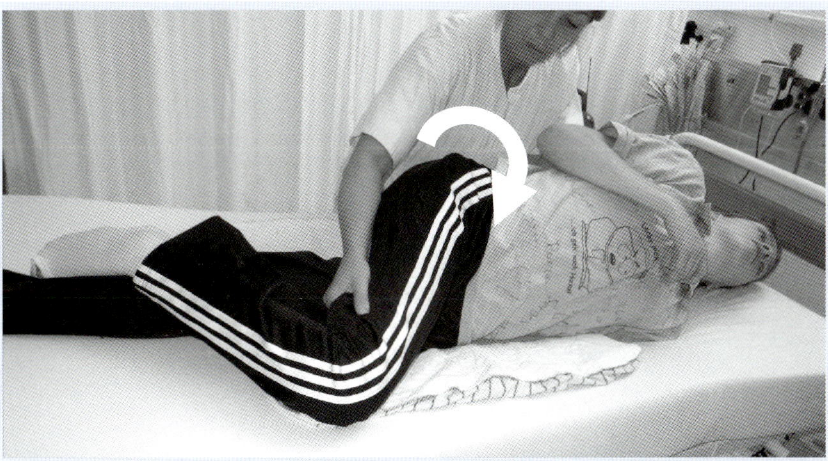

Abb. 13: Drehung

- die Drehung wird mit dem aufgestellten Bein und der Hüfte eingeleitet (Abb. 13)
- der Kopf des Patienten wird langsam mitgedreht, falls der Patient die Drehung des Kopfes nicht aktiv durchführt

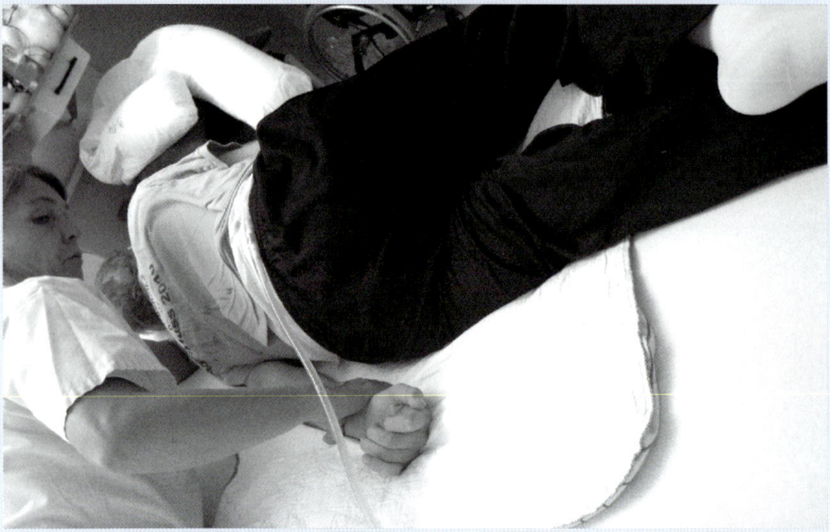

Abb. 14: Unteren Arm und Schulter positionieren

- vorsichtig den unten liegenden Arm nach hinten bringen (Abb. 14)
- gleichzeitig die aufliegende Schulter nach hinten führen
- eine weitere Hilfsperson oder Decken am Bettrand geben zusätzliche Sicherheit beim Drehen und Bewegen. So wird die Begrenzung des Bettes bei ängstlichen Patienten deutlicher spürbar

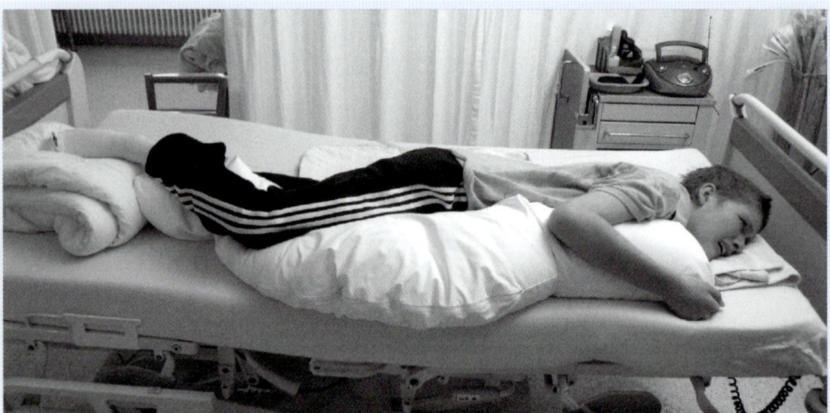

Abb. 15: Rumpf, Hüfte und Bein unterlagern

Damit der Betroffene nicht ganz auf den Bauch rollt, kann ein Corpomed-Kissen (Stillkissen) oder auch eine aufgerollte Decke den Brustkorb und das Bein unterstützen. Der Körper sollte in einer geraden Linie aufliegen, sodass die aufliegende Seite des Körpers einen gleichmäßigen Druck spürt. Der oben liegende Arm kann je nach Stellung (Abb. 15) um das Kissen herumgelegt werden. Auch hier ist es wichtig, individuell zu arbeiten und die Materialien der Lagerung den Gelenkstellungen anzupassen. Die Arm- und Beinstellung kann je nach Bedarf in bestimmten Zeitabständen verändert werden, denn kein Mensch bleibt über einen längeren Zeitraum starr und unbeweglich liegen. Bei Schluckproblemen kann ein Handtuch unter dem Kopf den Speichel auffangen, um ein Hineinlaufen in die Lunge und damit eine Aspiration zu verhindern.

Transfer

Grundlagen zum Transfer

Ein Transfer bedeutet die Verlagerung von einer Position (Ausgangsstellung) in eine andere (z.B. von der liegenden Rückenlage in die Seitenlage) oder von einem Platz zu einem anderen (z.B. vom Bett in den Rollstuhl). Beim hohen Transfer (über den Stand), beim tiefen Transfer oder beim Bewegen des Patienten im Bett ist für Pflegende das rückenschonende Arbeiten ein wesentliches Prinzip. Gleichzeitig müssen die Möglichkeiten (Ressourcen) des Patienten beachtet und einbezogen werden.

Zu klären ist z.B.:
- Kann der Patient seine Beine selbstständig anwinkeln?
- Kann der Betroffene das Gesäß anheben (Bridging)?
- Kann er das angehobene Gesäß zur Seite bewegen?
- Kann er beim Drehen auf eine Seite die Bewegung selbst einleiten?
- Kann der Patient über eine Seite (z.B. die aktivere) besser transferiert werden als über die andere Seite?

Bewegen des Patienten im Bett

Aufgrund der stumpfen Materialien (Kleidung, Bettlaken) gestaltet sich das Bewegen im Bett vor allem bei schweren, großen oder völlig passiven Menschen mitunter sehr schwierig und mühsam. Da das Kopfteil z.B. zum Essen oder Fernsehen hochgestellt wird, ist durch das anschließende Herunterrutschen eine wiederholte Korrektur mit Hochziehen erforderlich.

Teilaktive Patienten

Beim Seitwärtsbewegen des Patienten im Bett wird die Seite unterstützt, die der Patient nicht selbstständig bewegen kann.

Beide Beine sollten hierzu gebeugt und aufgestellt werden. Eine rutschfeste Unterlage unter den Füßen oder sogenannte Stoppersocken helfen die Beinkraft zu nutzen, indem sie das Wegrutschen der Füße verhindern.

Kurze, klare und eindeutige verbale oder nonverbale Aufforderungen sind bei der anschließenden Bewegung wichtig, damit ein gleichzeitiges Arbeiten gewährleistet wird. In dem Augenblick, in dem das Gesäß angehoben wird, erfolgt von der Hilfsperson die

Bewegung zur Seite. Dabei bewegt sie ihren Körper so nach hinten, dass hier mit der Hebelkraft und nicht über den Rücken gearbeitet wird (Abb. 16).

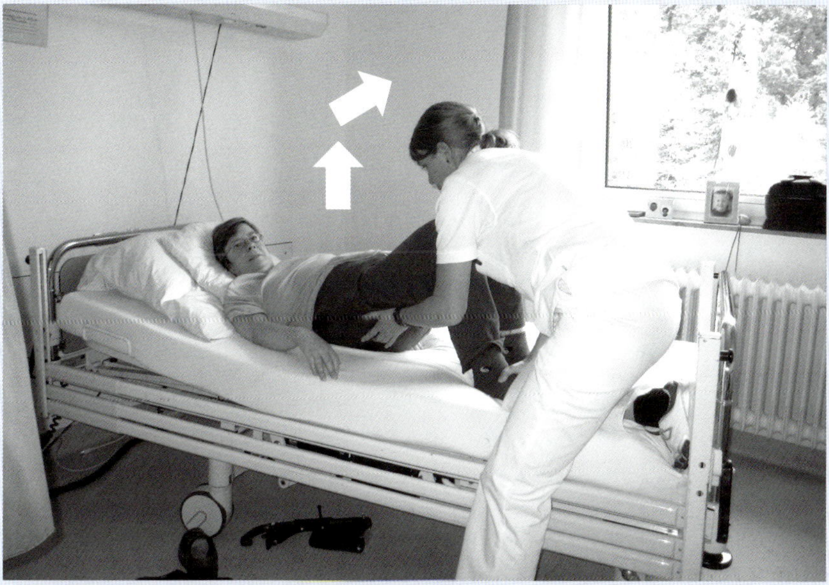

Abb. 16: Über Bridging das Gesäß zur Seite bringen

Ablauf beim Bridging:

- beide Beine aufstellen
- Unterstützung der Beckenkippung durch die Hilfsperson
- den Unterkörper zur Seite bewegen
  (auf geraden Rücken achten)

Beim Bewegen des Oberkörpers wird der Patient aufgefordert, den Kopf und den Brustkorb anzuheben, so weit dies aktiv möglich ist. Durch Umfassen der Schulter erfolgt unter Mithilfe des Patienten die Bewegung zur Seite (Abb. 17).

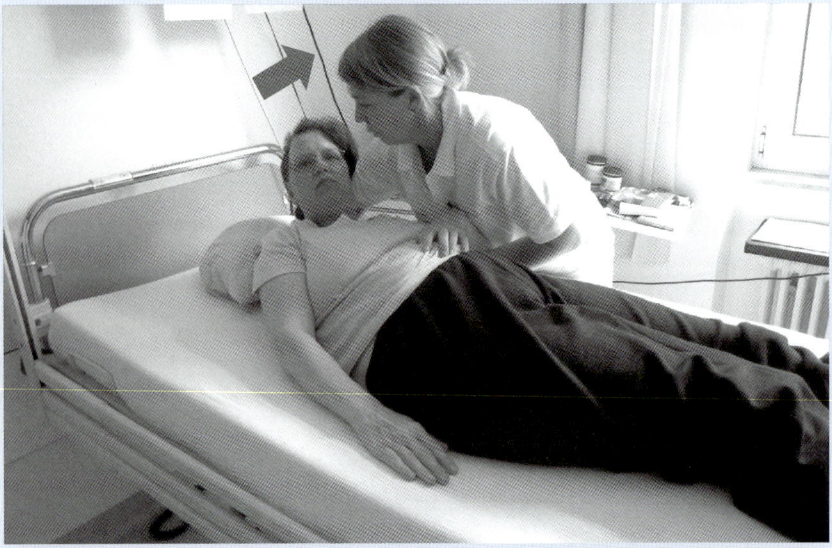

Abb. 17: Oberkörper zur Seite bewegen

Eine geeignete Ausgangsstellung der Hilfsperson sollte entsprechend den individuellen Möglichkeiten und der eigenen Körperbeweglichkeit eingenommen werden. Stets ist auf die Arbeit mit dem ganzen Körper sowie auf den geraden Rücken zu achten.

Ablauf beim Bewegen des Oberkörpers zur Seite:

- Schulter durch den Arm der Pflegekraft unterstützen
- Oberkörper zur Seite bewegen
- Hilfsperson beugt die Knie und bewegt sich dabei zurück (der Rücken bleibt gerade)
- Oberkörper des Patienten wird so zur Seite bewegt

Passive oder sehr schwer betroffene Patienten

Die folgende Variante ist günstig für Patienten, die bei der Bewegung zur Seite nicht aktiv mithelfen können. Der Patient wird zunächst auf die Seite gedreht, nachdem das Bein in Nähe der Hilfsperson im Bett aufgestellt wurde (Abb. 18). So kann anschließend die Seitwärtsbewegung an Becken und Schulter mit weniger Reibungswiderstand geführt werden.

Der Patient wird an der Hüfte und mit der anderen Hand am Beckenkamm umfasst. So liegt das Gewicht auf den Armen der Pflegekraft. Während diese die Knie beugt und sich leicht nach unten bewegt, wird der Patient durch Zug schräg zur Seite und nach oben (in Richtung Kopfteil des Bettes) gebracht. Die Arme bleiben gestreckt und der Rücken bleibt gerade.

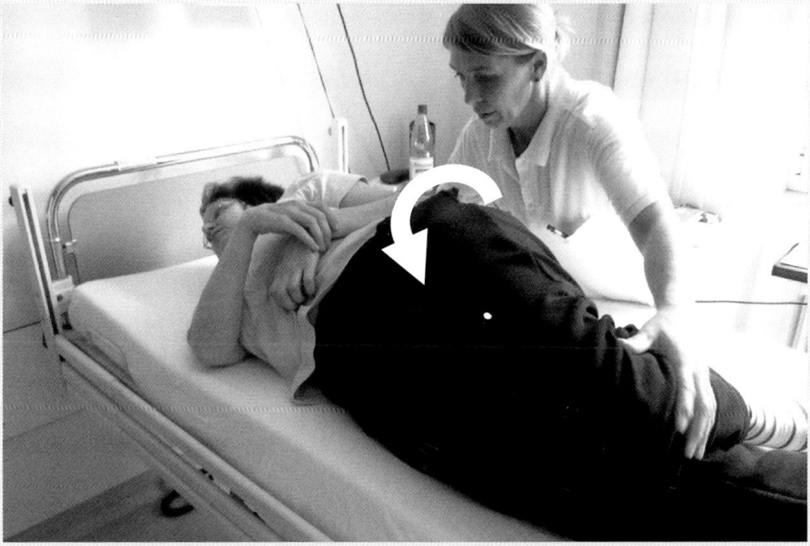

Abb. 18: Drehung des Patienten nach Aufstellung des Beines

Durch den Zug der Arme zum Kopfende wird der Unterkörper des Patienten höher im Bett positioniert, sodass eine weitere Veränderung der Lagerung meist nicht erforderlich ist (Abb. 19).

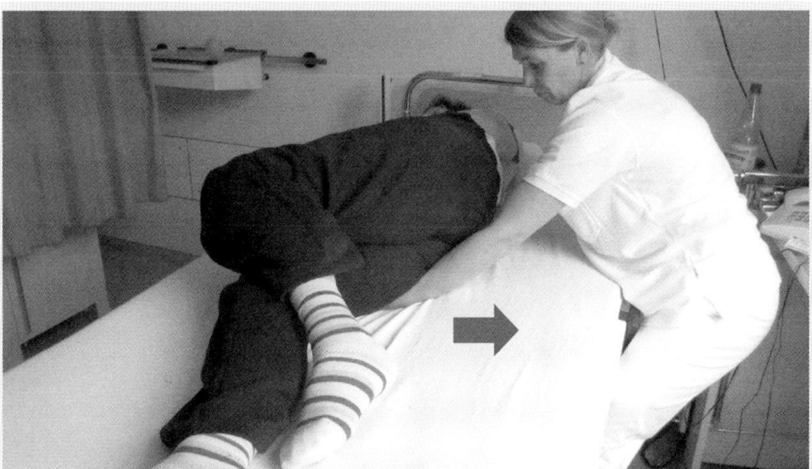

Abb. 19: Transfer im Bett schräg nach oben

Ablauf beim Bewegen des passiven Patienten im Bett:

- das oben liegende Bein aufstellen
- den Patienten zur Seite drehen
- mit gestreckten Armen den Patienten am Beckenkamm und Hüfte umfassen
- Knie beugen und mit geradem Rücken den Unterkörper des Patienten nach oben führen
- Oberkörper ausrichten
- Patient ggf. in Rücken- oder Seitenlage entsprechend positionieren

Transfer vom Liegen in den Sitz

Das Aufsetzen auf die Bettkante kann sowohl über die aktivere, kräftigere Seite als auch über die schwächere oder gelähmte Seite erfolgen. Vor der Drehung über die weniger betroffene Seite wird das gelähmte Bein aufgestellt und der schwächere Arm wird vom Patienten auf den Bauch gelegt (Abb. 20).

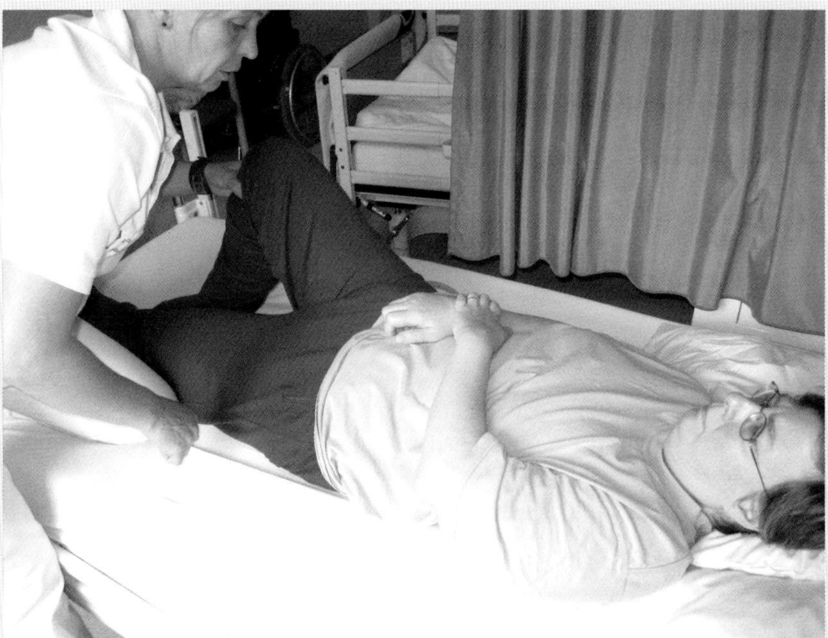

Abb. 20: Schwächeres Bein aufstellen und schwächeren Arm halten

Die Beugung der unteren Extremität verringert so den Muskeltonus und verhindert die Streckung (Extension) im Rumpf und im gelähmten Bein. Insbesondere bei Patienten, die sich sehr stark zur schwächeren Seite drücken (Pusher Syndrom), ist es wichtig, deren Beine deutlich zu beugen.

Der Patient wird anschließend, wie in Abb. 21 gezeigt, in die Seitenlage gedreht, wobei die Bewegung von der Pflegekraft eingeleitet wird: Eine Hand führt die Schulter des Patienten und die andere mit einer langsamen parallelen Drehung die Hüfte.

Der Patient sollte dabei nicht zu nahe an der Bettkante liegen – ein ausreichender Platz gibt Sicherheit und erleichtert die Mithilfe.

Das schwächere Bein kann zusammen mit dem aktiveren Bein über die Bettkante geschoben werden. Durch diese Gewichtsverlagerung entsteht eine Hebelwirkung und es wird für den Patienten leichter, sich mit dem kräftigeren Arm aufzurichten (Abb. 22).

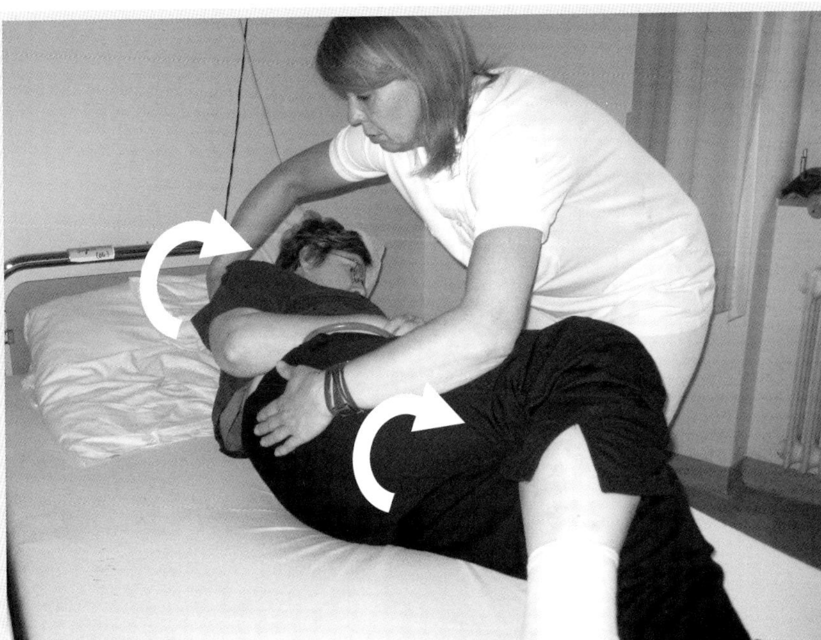

Abb. 21: Drehung über Becken und Schulter auf die Seite

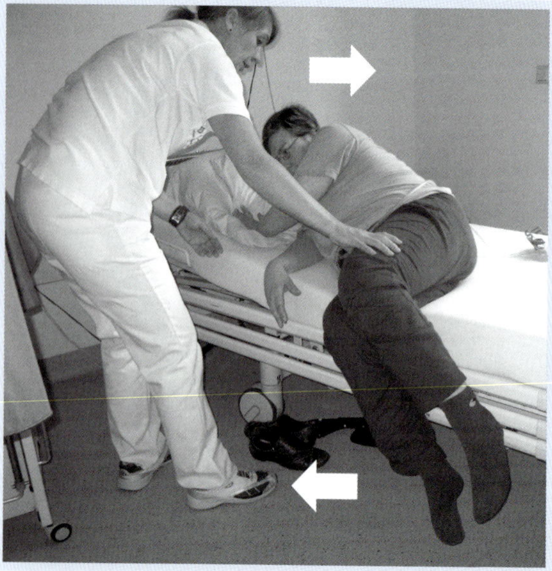

Abb. 22:
Herausschwingen der Beine mit Aufrichtung des Oberkörpers

Die Hilfsperson unterstützt leicht am Rumpf und gibt dem Patienten die notwendige Sicherheit und Führung beim Aufrichten. An der Bettkante wird die Sitzposition von ihr ggf. noch korrigiert (Abb. 23). Diese Form des Aufrichtens ist rückenschonend und der Patient kann zudem das selbstständige Aufsetzen trainieren.

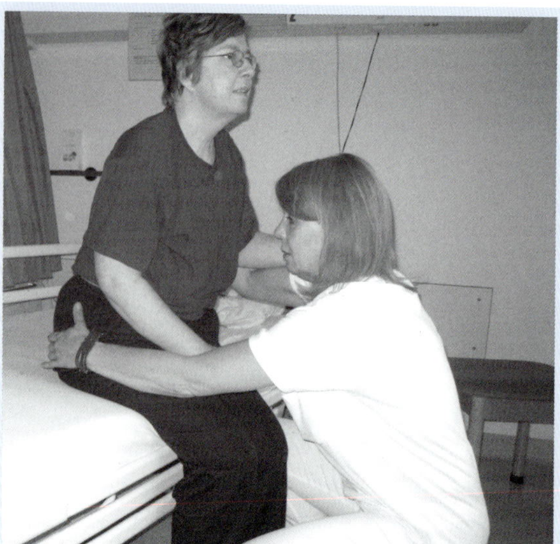

Abb. 23:
Korrektur der Sitzposition

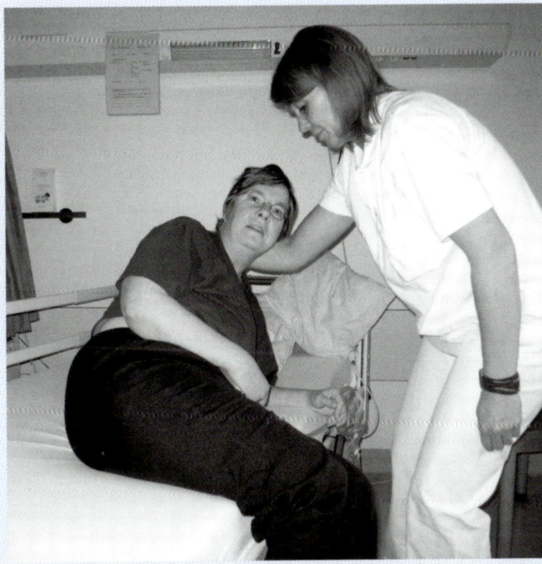

Abb. 24: Nach dem Herausschwingen der Beine erfolgt die Aufrichtung mit dem aktiven Arm

Der Transfer über die schwächere Seite wird vom Ablauf genauso durchgeführt. Hier kann der Patient sein kräftigeres Bein selbstständig aufstellen und die Drehung zur Seite ohne Hilfe durchführen. Der mehr betroffene Arm bleibt seitlich neben dem Körper liegen. Das weniger betroffene Bein wird anschließend unter das mehr betroffene Bein gehakt und über die Bettkante herausgehoben. Mit dem weniger betroffenen Arm kann sich der Patient langsam hoch drücken (Abb. 24), dabei erleichtert das Gewicht der Beine das Aufrichten des Rumpfes.

Beide Fußsohlen sollten festen Bodenkontakt haben, damit sich der Patient sitzend mittig ausrichten kann und Sicherheit und Gleichgewicht spürt.

Hoher Transfer über die schwächere Seite

Bei jedem Transfer in den Rollstuhl hinein oder aus dem Rollstuhl heraus müssen zuvor die Bremsen am Rollstuhl betätigt und die Fußrasten entfernt werden.

Der hohe Transfer z.B. vom Bett in den Rollstuhl oder auf einen Stuhl sollte nur dann angestrebt werden, wenn der Patient mit Unterstützung kleinere Schritte durchführen kann. Durch eine passive Drehung im Stand werden die Sprunggelenke stark belastet. Dies wird durch das Führen des betroffenen Beines verhindert. Der Patient sollte in der Lage sein, das Gleichgewicht im Stand ausreichend zu halten, da bei jedem Schritt das Körpergewicht auf das andere Bein verlagert werden muss.

Ist kein sicherer Stand möglich, kann aufgrund der Sturzgefahr ein hoher Transfer gefährlich sein.

Für das Aufstehen mit dem Patienten sind die Vorlage des Oberkörpers sowie die eingestellte Höhe des Bettes wichtig Faktoren. Bei ausreichender Vorlage des Oberkörpers hat der Patient mehr physiologische Möglichkeiten, um aktiv aufzustehen. Auch die Höhe des Bettes ist entscheidend. Denn je höher das Bett ist, desto weniger Kraft wird benötigt, sich vom Boden abzustoßen, um in die Höhe zu kommen. Durch das seitliche Führen am Rumpf des Patienten nach vorne wird das Becken gekippt und das Aufstehen eingeleitet. Der Patient kann sich im Stand an der Schulter der Pflegekraft ausbalancieren. Während das betroffene Bein am Oberschenkel etwas angehoben und zur Seite geführt wird, liegt das Gewicht auf dem anderen Bein (Standbein). Das Körpergewicht wird dabei im Wechsel auf das andere Bein verlagert, je nach Funktion des betroffenen Beines muss dort die Standbeinphase am Becken unterstützt werden (Abb. 25).

Ablauf hoher Transfer:

- den Patienten in den Stand bringen, dabei Oberkörper seitlich am Rumpf stabilisieren
- durch Führung des Oberkörpers das Gewicht auf das kräftigere Bein verlagern
- schwächeres Bein zur Seite führen
- bei Gewichtsverlagerung auf die schwächere Seite das betroffene Bein in der Standbeinphase stabilisieren
- vor dem Hinsetzen Oberkörper in die Vorlage bringen
- hinsetzen lassen

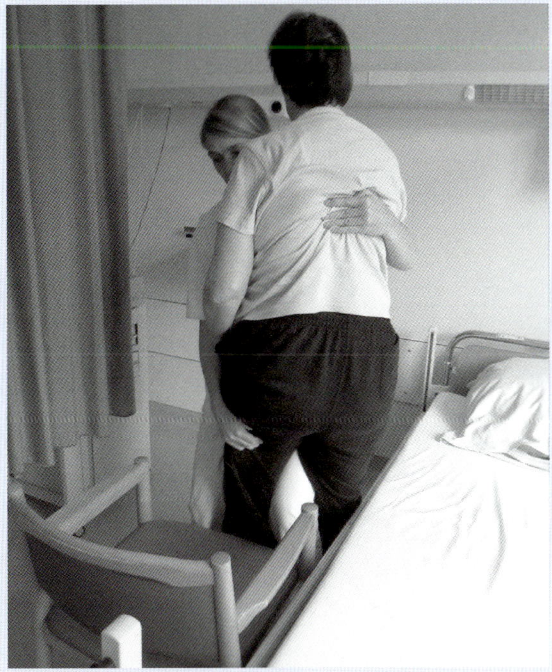

Abb. 25:
Führung des schwächeren Beines beim hohen Transfer

Tiefer Transfer

Der tiefe Transfer bietet dem Patienten bei größerer Sturzsicherheit viele Gelegenheiten, noch verbliebene Möglichkeiten zu nutzen und an Selbstständigkeit zu gewinnen. Nach dem Entfernen der Fußstützen des Rollstuhls sollte vorab überlegt werden, über welche Seite der Transfer durchgeführt werden soll. Dementsprechend wird dann der Rollstuhl positioniert. In der Regel ermöglicht der Transfer über die kräftigere und mobilere Seite mehr Möglichkeiten zur Eigenständigkeit.
Zunächst wird das Körpergewicht des Patienten nach vorne gebracht, sodass beide Füße gleichmäßig belastet sind. Bei der Bewegung des Patienten an die Bettkante ist die Schrittstellung der Hilfsperson wichtig, um durch die Verlagerung des eigenen Körpergewichtes nach hinten den Patienten aktiv nach vorne zu bewegen. Hier bleibt der Rücken gerade und die Bewegung wird überwiegend mit Hebelkraft ausgeführt. Durch die Aufforderung, sich näher an die Kante zu setzen, kommt der Oberkörper nach vorne und das Gesäß rutscht vor (Abb. 26). An der Bettkante sitzend ist ausreichende Unterstützungsfläche an Gesäß und Oberschenkeln herzustellen. Dabei sollten die Kniekehlen keinen direkten Kontakt zur Bettkante haben, um das Anheben des Gesäßes durch das Abdrücken mit den Füßen nicht zu erschweren.

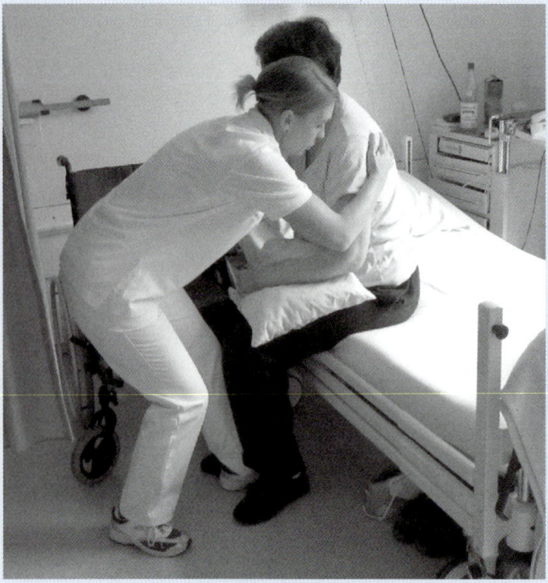

Abb. 26:
Hilfe beim Vorrücken über Schrittstellung

Erleichtert wird dieser Transfer, wenn das Bett etwas erhöht ist und die Bewegung von dieser höheren Position in den niedrigeren Rollstuhl erfolgt. Zudem sollte der Rollstuhl möglichst nah am Bett stehen und gut gebremst sein. Das Seitenteil des Rollstuhls zur Bettkante hin wird entfernt, falls der Patient in zwei Schritten transferiert werden muss (Abb. 27). Hilfreich ist es auch, ein kleines Kissen zwischen Bett und Rollstuhl zu legen, damit hier (wenn notwendig) der Patient einen Zwischenstopp einlegen und sich kurz setzen kann.

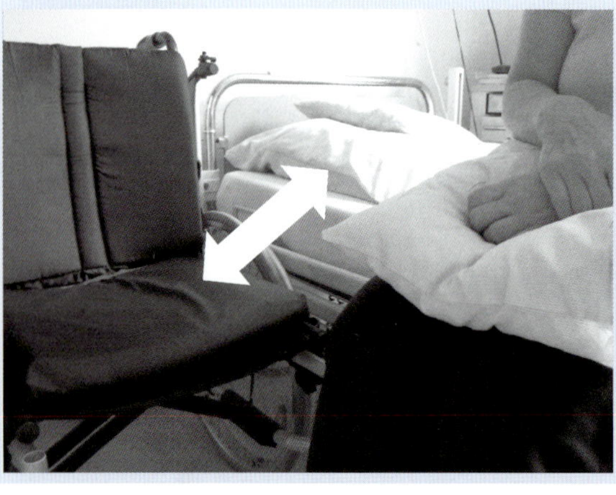

Abb. 27:
Gefälle zwischen Bett und Rollstuhl

Vor allem für den nächsten Schritt muss der Patient, um Unsicherheiten zu vermeiden, kurz und knapp über das weitere Vorgehen informiert werden.

Der aktive Arm des Patienten wird als Orientierungshilfe zur Rollstuhlseite geführt (Abb. 28). Die Stabilisierung des Oberkörpers erfolgt, indem die Pflegekraft sich über den Patienten beugt und die betroffene Seite seitlich am Rumpf stützt (Abb. 29). Die andere Hand wird unter das Gesäß geführt, wodurch die weniger betroffene Schulter am Oberkörper der Pflegekraft ruht. Diese Stellung gibt dem Patienten die Sicherheit, nicht nach vorne zu fallen (Abb. 30). Dies ist besonders bei Patienten mit Wahrnehmungsstörungen von Bedeutung ist.

Die Hilfsperson geht leicht in die Knie und bewegt den Oberkörper des Patienten weiter in die Vorlage. Durch den auslösenden Druck der Hand unter dem Gesäß des Patienten gibt es einen zusätzlichen Input, um das Gesäß anzuheben (Abb. 31). Gleichzeitig wird das Becken des Patienten in Richtung Stuhl geführt. Dabei dreht sich die Hilfsperson mit geradem Rücken zum Rollstuhl, während sich der Patient mit dem Arm zum Rollstuhl zieht und sich langsam setzt (Abb. 32).

Dabei ist besonders darauf zu achten, dass das Gesäß des Patienten weit genug nach hinten an die Rückenlehne gebracht wird, um nachträgliches, oft sehr kräftezehrendes Nachkorrigieren der Sitzposition zu vermeiden.

Dieser Transfer eignet sich besonders für teilaktive Patienten, die hierbei versuchen können, vorhandene Mobilität einzusetzen. Gleichzeitig erfahren sie durch die Führung der Hilfsperson viel Sicherheit.

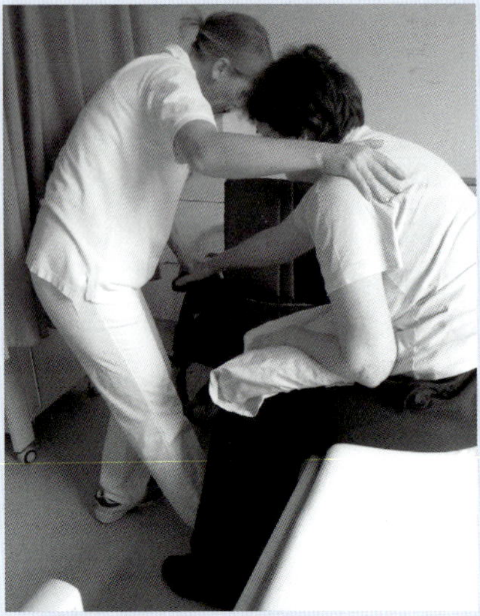
Abb. 28: Führung der Hand zur Armlehne des Rollstuhls

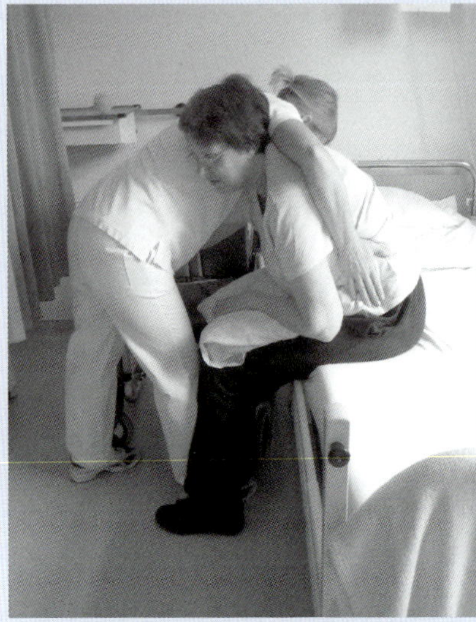
Abb. 29: Seitliches Umgreifen des Patienten

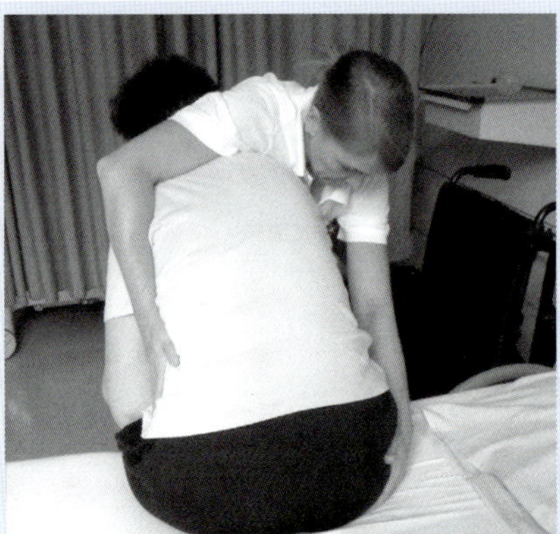
Abb. 30: Halten des Patienten; Gesäß umfassen

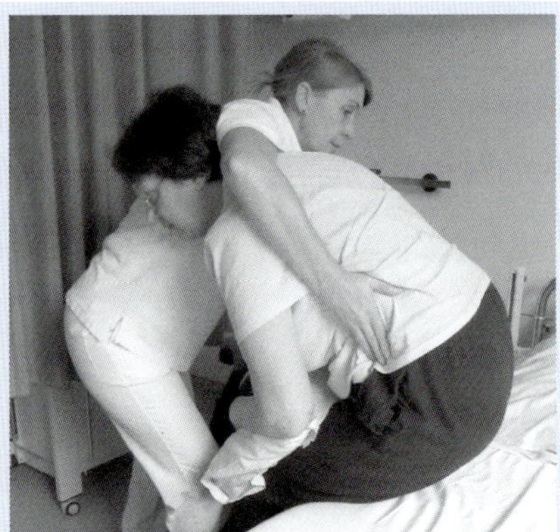
Abb. 31: Gesäß anheben

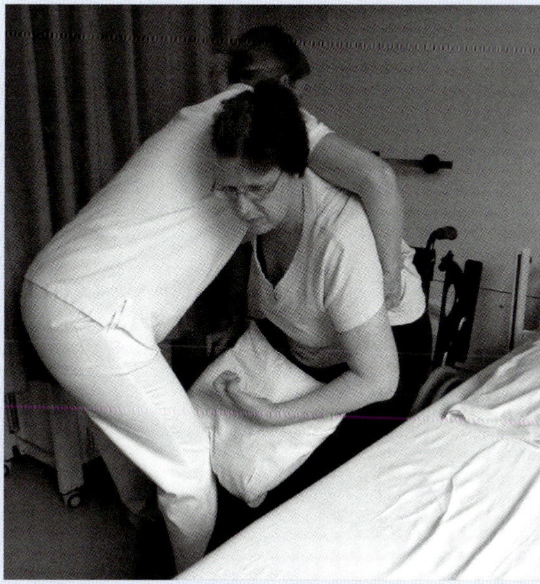

Abb. 32:
Umsetzen in den Rollstuhl (der plegische Arm ist während des Transfers auf einem Kissen geschützt gelagert)

Transfer mit Rutschbrett

Aus verschiedenen Gründen kann es mitunter problematisch sein, das Gewicht des Patienten über die Füße zu transferieren. So ist es z.B. bei einem hohen Körpergewicht, bei Kontrakturen oder Frakturen der unteren Extremitäten, bei großer Angst des Patienten oder bei Spitzfußstellung nicht oder kaum möglich, den Körper im Rahmen des beschriebenen hohen oder tiefen Transfers primär über die Füße zu transferieren.

In diesen Fällen bietet ein Rutschbrett (siehe Kapitel „Hilfsmittel") die Möglichkeit, den Patienten auf sanfte und zusätzlich sichere Weise z.B. vom Bett in den Rollstuhl zu bringen.

Dabei wird er wie beim tiefen Transfer gehalten (Abb. 29 und 30). Das Körpergewicht des Patienten wird auf die andere Seite verlagert; so hebt sich die andere Seite des Gesäßes leicht an. Je nach Mobilität und Aktivität kann der Patient hier aktiv mithelfen. Langsam wird das Rutschbrett unter das Gesäß und unter den Oberschenkel geschoben. Dabei sollte der Oberschenkel ganz auf dem Brett aufliegen (Abb. 33).

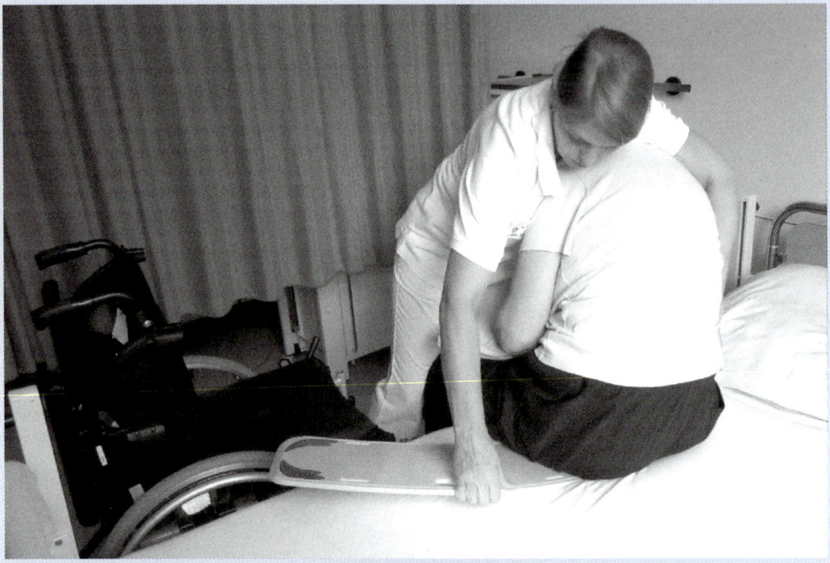

Abb. 33: Nach der Gewichtsverlagerung das Rutschbrett unter Gesäß und Oberschenkel positionieren

Der Rollstuhl wird zuvor ganz nah herangeschoben, damit das Rutschbrett auf dem Sitz des Rollstuhles aufliegt. Durch das Drehen der Pflegekraft zum Rollstuhl wird der Patient langsam in den Rollstuhl geführt (Abb. 34).

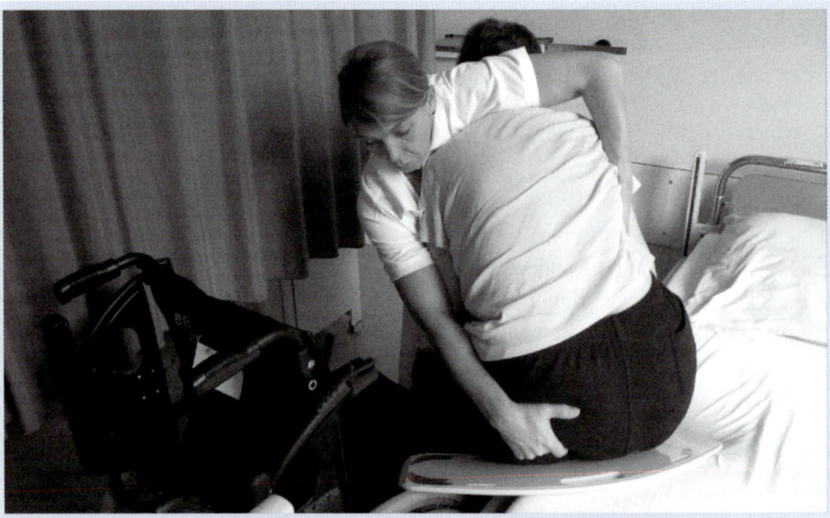

Abb. 34: Führen des Patienten über das Rutschbrett

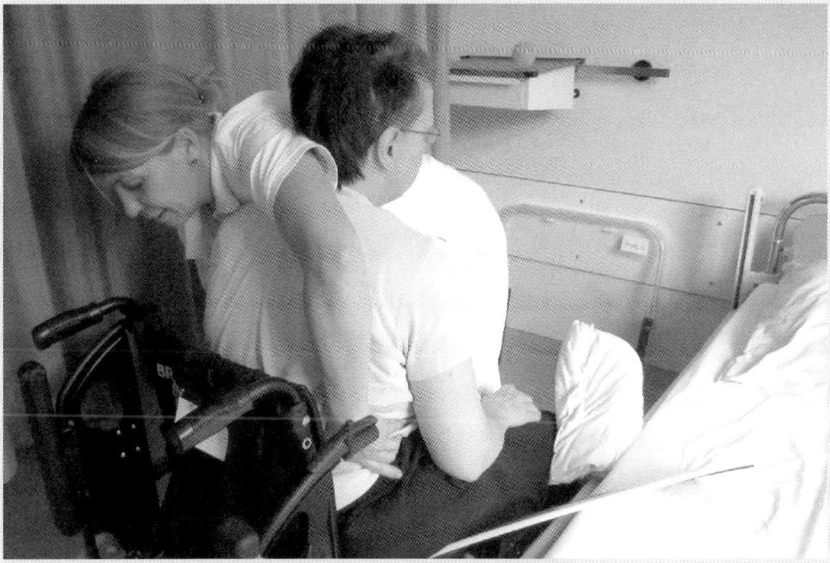

Abb. 35: Sitzhaltung wird korrigiert

Abschließend wird die Sitzhaltung noch einmal korrigiert und das Becken entsprechend ausgerichtet. Das Rutschbrett wird zuvor entfernt (Abb. 35).

Die vorherige Information des Patienten ermöglicht hier einen sehr sanften Transfer. Vor allem bei bestehenden räumlichen Problemen (z.B. Neglect) können so Ängste vor dem Transfer abgebaut werden, da das Gewicht durch das Rutschbrett getragen wird.

Transfer über die Beine der Hilfskraft bei schwer betroffenen Patienten

Aufrichten des Oberkörpers

Bei völlig bewegungsunfähigen (tetraplegischen) oder bewusstseinsgestörten bzw. komatösen Patienten bietet dieser Transfer eine Möglichkeit, den Positionswechsel sehr behutsam wahrzunehmen. Durch ein langsames Aufrichten im Bett kann sich der Patient im Raum orientieren und die Lagerungswechsel bewusster wahrnehmen. Mit einem höhenverstellbaren Bett ist die Aufrichtung in kleinen Schritten durchführbar.

Der Patient wird wie im Kapitel „Lagerung" beschrieben (Abb. 21) in die Seitenlage gebracht. Mit einem Corpomed-Kissen kann der Rumpf so unterstützt werden, dass er nicht zurückrollt. Langsam und in kleinen Schritten wird das Kopfteil nach oben gebracht (Abb. 36). Die Beine des Patienten werden wie beim normalen Aufstehen langsam aus dem Bett geführt (Abb. 37). Notwendige Unterstützungen (z.B. Kissen für die Kopf- oder Rumpfposition) können ganz individuell angepasst werden.

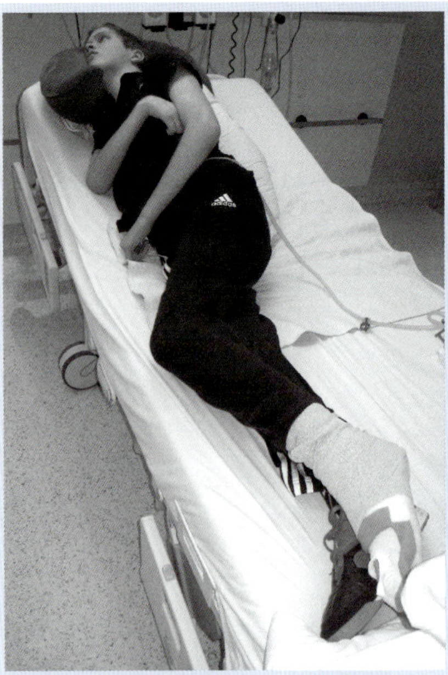

Abb. 36: Kopfteil hoch fahren

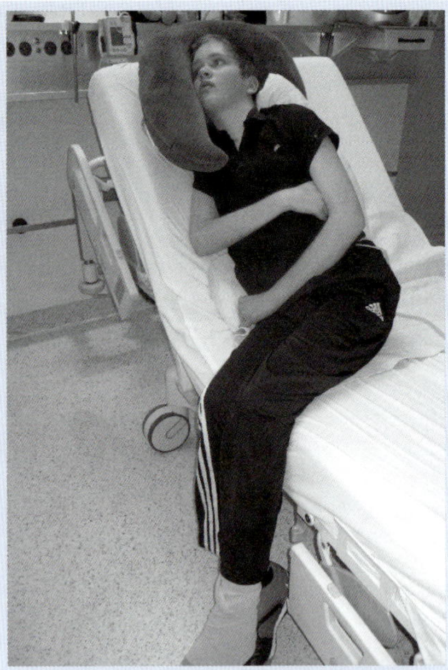

Abb. 37: Beine werden aus dem Bett herausgeführt

Transfer in den Rollstuhl

Die Pflegekraft sitzt neben dem Patienten und umfasst den Oberkörper. Das Anlehnen ergibt durch den unmittelbaren Körperkontakt ein Gefühl der Sicherheit. Ein Kissen auf dem Schoß des Patienten vermittelt eine Begrenzung nach vorne und die Arme können, je nach Mobilität, darauf gelagert werden. Während die Pflegekraft etwas seitlich sitzt, führt sie die Beine des Patienten auf ihren Oberschenkel (Abb. 38). Der Fuß der Pflegekraft sollte ausreichend Bodenkontakt haben, da der Patient später über das Bein langsam gedreht wird. Ggf. kann eine kleine Fußbank einen Höhenunterschied ausgleichen.

Das Bett sollte die gleiche Sitzhöhe wie der Rollstuhl haben, sodass eine ebene Fläche entsteht.

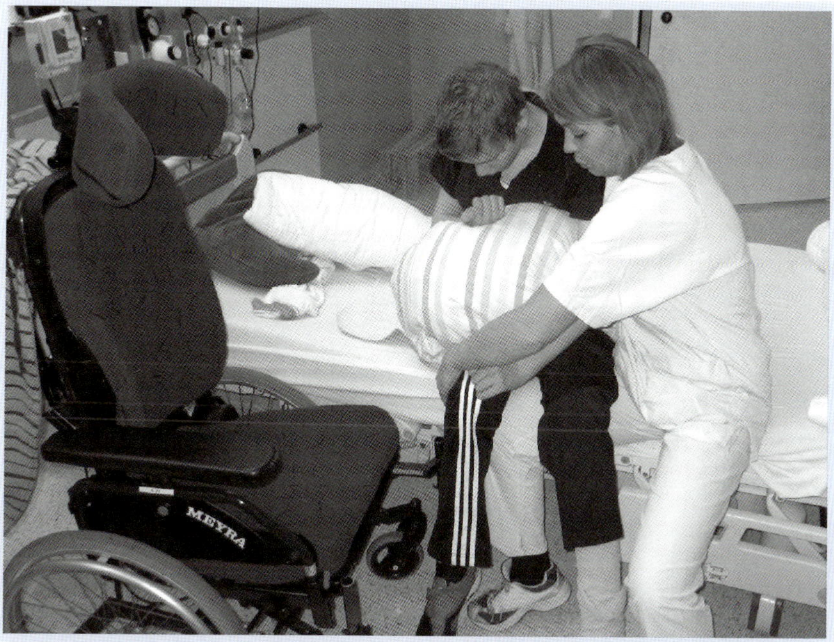

Abb. 38: Die Beine des Patienten werden auf den Oberschenkel der Pflegekraft geführt – die Arme lagern geschützt auf einem Kissen

Der Körper des Patienten wird nun über den Oberschenkel der Pflegekraft nach vorne gerollt, wodurch das Gesäß angehoben wird und das Gewicht auf dem Oberschenkel ruht. Die Hilfsperson bringt ihr Körpergewicht mit dem Patienten in die Vorlage und schiebt sich über das Bett in Richtung Rollstuhl (Abb. 39).

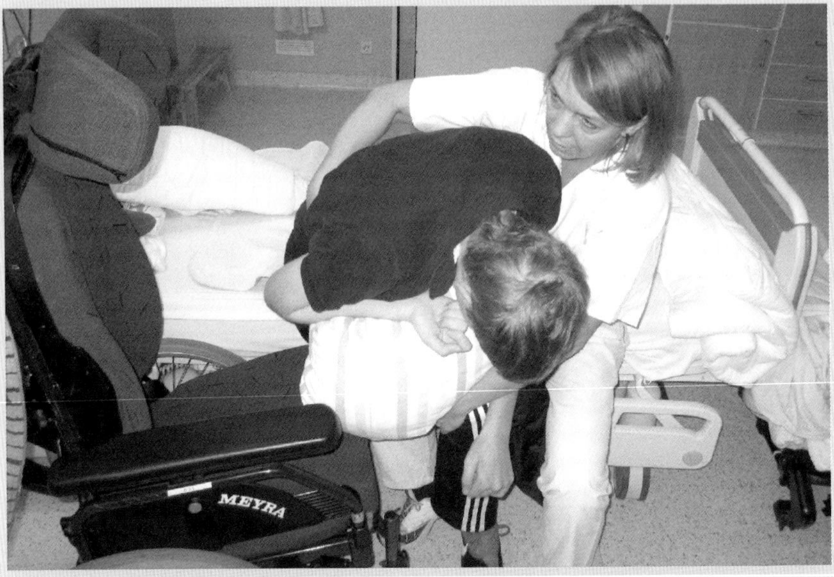

Abb. 39: Der Oberkörper wird vorverlagert und der Patient in Richtung Rollstuhl bewegt

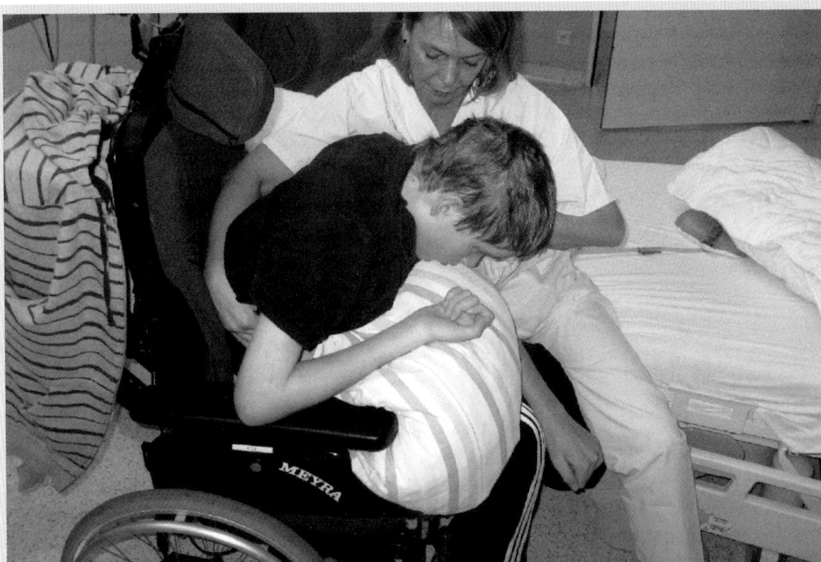

Abb. 40: Der Patient wird in den Rollstuhl transferiert

Langsam wird der Betroffene so in den Rollstuhl transferiert (Abb. 40), dabei kann das Tempo variiert und der Vorgang ggf. auch gestoppt werden, falls der Patient z.B. hustet oder der Kopf korrigiert werden muss. Im Vergleich zwischen Ausgangsstellung (Abb. 38) und Endposition nimmt nun die Pflegekraft den Sitzplatz des Patienten ein und dreht diesen über ihren Oberschenkel einen Platz weiter in den Rollstuhl hinein.

Insbesondere für Patienten mit einer Trachealkanüle ist dieser Transfer vorteilhaft, da die Kanüle dem Körper der Hilfsperson nicht zu nahe kommt. Somit werden mechanische Irritationen in diesem sehr empfindlichen Bereich vermieden, die schnell zu einem starken Hustenreiz führen.

Vom Boden auf den Stuhl

Es kommt nicht selten vor, dass pflege- oder hilfsbedürftige Menschen beim Laufen stürzen oder aus Bett oder Rollstuhl rutschen und vom Boden aufgehoben werden müssen. Dies ist sowohl für den Pflegebedürftigen als auch für die Hilfsperson eine sehr belastende und extrem schwierige Situation, nicht zuletzt auch deshalb, weil vielfach Schmerzen die Mobilität zusätzlich einschränken können. Neben der Beruhigung des Patienten sollte daher noch vor dem Versuch des Aufstehens eingeschätzt werden, ob ernsthafte Verletzungen vorliegen und zusätzliche (z.B. ärztliche) Hilfe erforderlich ist.

Es gibt hier verschiedene Vorgehensweisen, um vom Boden z.B. wieder auf einen Stuhl zu kommen. Am Beispiel einer Patientin, die auf der rechten Körperseite plegisch (gelähmt) ist, soll nun eine mögliche Variante exemplarisch erklärt werden. In diesem Beispiel eines teilaktiven Menschen (der also mitwirken kann) wird der Versuch des Aufstehens mit nur einer Hilfsperson beschrieben, da in der häuslichen Umgebung nicht immer weitere Helfer in erreichbarer Nähe sind.

Auch wenn jemand aus einem Rollstuhl herausgefallen ist, wird das Hochkommen in einen normalen Stuhl vielfach leichter sein, da er sicherer steht als ein Rollstuhl.

Die Patientin wird von der Hilfsperson zunächst kniend am Rücken so stabilisiert, dass der Oberkörper aufgerichtet ist. Die Beine der Patientin werden aufgestellt, wobei das betroffene Bein geführt und gehalten wird (Abb. 41).

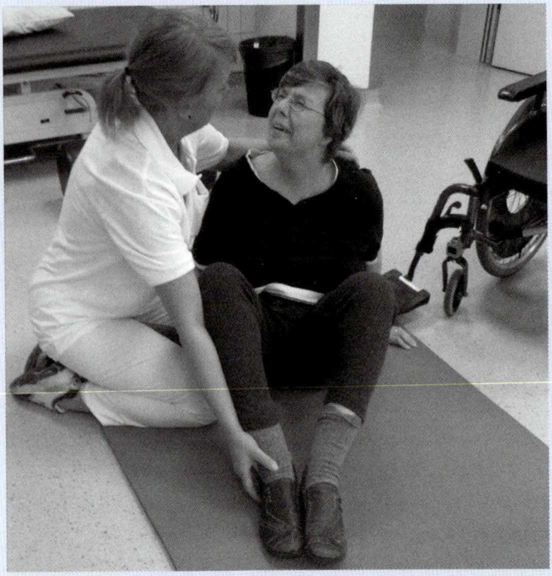

Abb. 41:
Der Oberkörper der Patientin wird aufgerichtet und die Beine werden aufgestellt

Der Stuhl oder ggf. auch das Bett sollte auf der nicht betroffenen bzw. stärkeren Seite stehen. Die gebeugten Beine werden nun zur Seite in Richtung des Stuhls bewegt (Abb. 42).

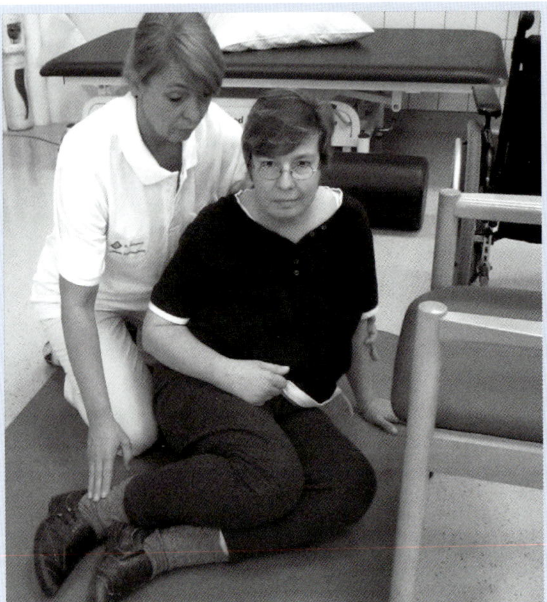

Abb. 42:
Die Beine werden zur Seite genommen und zum Stuhl ausgerichtet

Je nach Mobilität der Patientin wird dies langsam durchgeführt, damit Spannungen in der Muskulatur gehemmt werden. Von diesem sogenannten „Seitsitz" geht es anschließend hoch in den Kniestand. Dabei führt die Hilfsperson die Patientin an der Hüfte und unterstützt so die Bewegung hoch in den Kniestand. Die betroffene Seite wird dabei gehalten und durch den Körper der Hilfsperson gesichert. Die Patientin sollte sich mit dem aktiven Arm auf dem Stuhl oder dem Bett zusätzlich abstützen (Abb. 43).

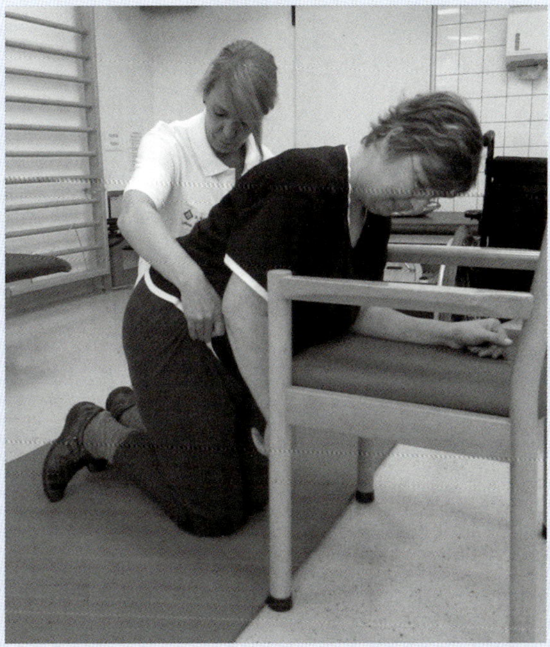

Abb. 43: Kniestand mit Abstützen am Stuhl

Die Hilfsperson führt nun das Körpergewicht der Patientin auf die betroffene Seite, um das weniger betroffene Bein anheben und aufstellen zu können. Die Verlagerung des Körpergewichts ist sehr wichtig und ermöglicht die Aktivität des weniger betroffenen Beines. Die Betroffene kann sich weiterhin an der Stuhllehne der gegenüberliegenden Seite halten und beim Aufstehen und Hinsetzen abstützen, was ihr eine zusätzliche Sicherheit gibt (Abb. 44).

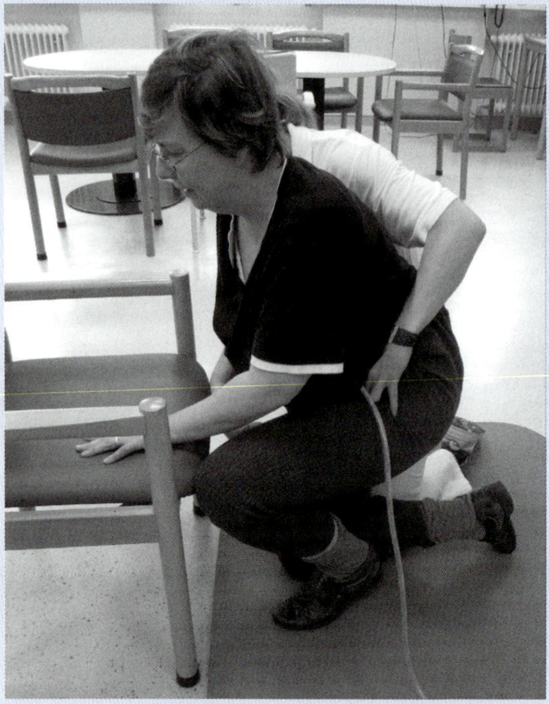

Abb. 44: Aufstellen des aktiveren Beines

Anschließend stellt sich die Hilfsperson aufrecht hin und hält die Patientin an der Hüfte. Sie initiiert die Bewegung des Aufstehens über die Streckung des aktiven Beines. Verbale Aufforderungen und das langsame Vorgehen geben der Betroffenen entsprechende Sicherheit und ermöglichen ein gleichzeitiges Handeln. Die Drehung erfolgt dann in der Regel automatisch, da die aktive Stützhand die Körperseite kreuzt und somit eine Rotation schon vorgebahnt wird (Abb. 45). Zum Abschluss erfolgt nach dem Hinsetzen ggf. noch eine Korrektur der Sitzposition.

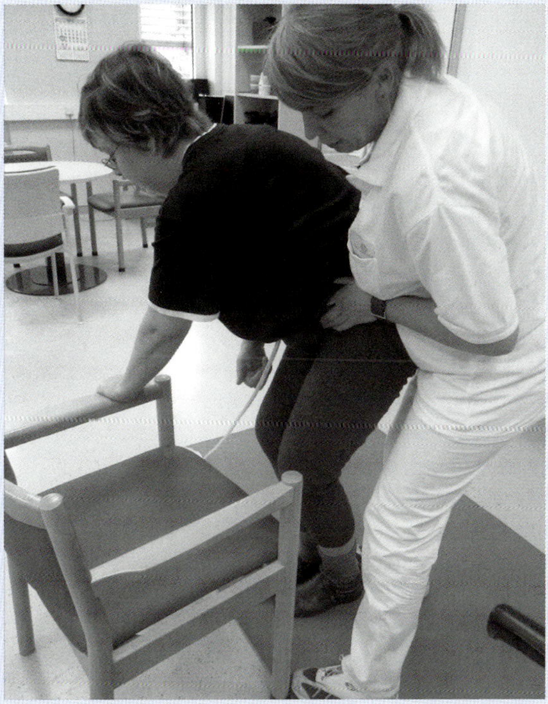

Abb. 45:
Aufrichtung des Körpers über die Streckung des Beines mit gleichzeitiger Drehung

Hilfsmittel

Aufgrund der mitunter körperlich sehr belastenden Tätigkeiten, insbesondere beim Bewegen schwerer Personen, gibt es verschiedene Hilfsmittel, die notwendige Maßnahmen erleichtern können. In der Regel werden bei entsprechender Indikation die Kosten hierfür von den Kostenträgern nach ärztlicher Verordnung übernommen. Vor einer Verordnung sollten jedoch verschiedene Hilfsmittel ausprobiert und getestet werden, um jeweils die optimale Lösung zu finden. Im Folgenden wird hier nur ein kleiner Überblick gegeben, der die fachkundige Beratung durch Therapeuten (Ergotherapeuten oder Physiotherapeuten) und entsprechende Fachhändler nicht ersetzen kann. Eine kleine Auswahl weiterführender Internetadressen im Anhang bietet die Möglichkeit, nähere Informationen einzuholen.

Schwenklifter / Aufstehhilfen

Über einen Schwenkarm an einem fahrbaren Gestell können Patienten mit entsprechendem Gurtsystem z.B. aus einem Bett in den Rollstuhl oder in die Badewanne gehoben werden. Hierzu muss der Patient zunächst in den Gurt gebracht werden, der in der Regel nach dem Transfer im Rollstuhl unter dem Patienten verbleibt, d.h., der Patient sitzt auf dem Gurt. Anstelle des fahrbaren Gestells gibt es auch die Möglichkeit, mit an der Decke montierten Schienensystemen den Patienten in andere Räume zu transferieren. Das Anheben des Patienten über den Schwenkarm kann manuell über eine Pumphydraulik oder elektrisch (akkubetrieben) erfolgen.

Vorteil:	Auch bei größerem Gewicht des Patienten ist ein Anheben mit anschließendem Transfer möglich.
Nachteil:	Fahrbare Gestelle benötigen Platz zum Rangieren, was in kleineren Zimmern ein Problem sein kann. Die Schienenmontage über verschiedene Räume hinweg ist insbesondere im Türbereich aufwendig. Zudem erfordert das Anlegen der Sitzgurte einige Übung. Manche Patienten haben zunächst Angst, im Gurt frei zu „schweben", und können in Panik geraten.

Gleitmatten / Gleitfolie / Rollboard

Über leicht gleitende Matten können Patienten z.B. vom Bett auf eine Duschwanne rutschen. Auch der im Bett nach unten gerutschte Patient kann damit wieder nach oben transferiert werden. Dazu muss er auf der Matte liegen, um durch den reduzierten Reibungswiderstand leichter bewegt werden zu können. Die Matten werden in diversen Größen und Ausführungen angeboten. So gibt es z.B. auch Matten, die nur in eine Richtung rutschen, d.h. ein Zurückrutschen im Bett wird vermieden.

Vorteil:	Auch bei größerem Körpergewicht kann ein Transfer erfolgen.
Nachteil:	Die Matte muss unter den Betroffenen gebracht werden; ein Transfer in die sitzende Position, z.B. vom Bett in den Rollstuhl, ist hiermit nicht möglich.

Drehscheiben

Wird ein Patient, der seine Beine nicht bewegen kann, sitzend vom Bett in den Rollstuhl transferiert, kann eine Drehscheibe hilfreich sein.
Hierzu werden die Füße zu Beginn des Transfers auf eine drehbar gelagerte Scheibe positioniert, sodass durch das Drehen der Scheibe die Füße automatisch in Richtung Rumpf ausgerichtet werden. Derartige Scheiben haben einen Durchmesser von ca. 40 cm und sind insbesondere für das Bad geeignet.

Vorteil:	Das Mitdrehen der Füße erleichtert den Transfer z.B. vom Bett in den Rollstuhl und erspart das Nachkorrigieren.
Nachteil:	Die Drehscheibe kann sich bei ungünstiger Belastung auch in die entgegengesetzte Richtung drehen, sodass etwas Übung erforderlich ist.

Rutschbrett / Glideboard / Bananaboard

Wie bereits in den Abb. 33 - 35 zu sehen war, kann ein tiefer Transfer über ein Rutschbrett, das z.B. zwischen Bett und Rollstuhl oder zwischen Rollstuhl und Toilette liegt, erleichtert werden. So rutscht der Betroffene mit Unterstützung über die glatte Kunststoff- oder Holzoberfläche, was ein Anheben des Körpers überflüssig macht. Für den Transfer vom oder zum Rollstuhl werden Rutschbretter angeboten, die eine spezielle Aussparung für die Rollstuhlräder haben, die sonst das gerade Auflegen erschweren.

Vorteil:	Es ist nicht erforderlich, das gesamte Körpergewicht anzuheben. Ein Transfer kann auch in mehreren kleineren Schritten durchgeführt werden, womit ein Pausieren auf halbem Wege möglich wird, um z.B. die Füße auszurichten. Zudem ist das Brett sehr kompakt und leicht zu transportieren.
Nachteil:	Bei stark übergewichtigen Patienten kann der Transfer über die begrenzten Abmessungen des Rutschbretts schwierig sein.

Antirutschmatte

Das Nach-vorne-Rutschen im Rollstuhl oder das Herunterrutschen im Bett ist in der Regel nicht immer ganz vermeidbar. Es wird jedoch erschwert, wenn der Patient auf einer Antirutschmatte aus Kunststoff positioniert ist, die es in unterschiedlichen Größen gibt. So ist es z.B. möglich, bei einem Patienten auf einer solchen Matte im Bett die Füße aufzustellen. Auf diese Weise kann der Patient durch Abstützen mit den Füßen helfen, nach oben zu kommen. Alternativ ist hierfür aber auch die Verwendung von sogenannten ABS-Socken möglich.

Vorteil:	Einfach, klein und wirksam.
Nachteil:	Das längere Positionieren auf einer solchen Matte kann dazu führen, dass Patienten schwitzen und dadurch die Dekubitusgefahr erhöht ist.

Bettleiter

Eine Art Strickleiter wird alternativ zum klassischen Bettgalgen am Fußende des Bettes befestigt. Hiermit ist es möglich, dass der Patient sich an den einzelnen Sprossen hochzieht und dadurch aufrichtet. Das bietet die Möglichkeit, sich nach der Aufrichtung durch den Halt der Bettleiter den Rücken waschen zu lassen.

Vorteil:	Leicht an- und abzubauen, sie trägt dazu bei, vorhandene Möglichkeiten des Patienten zu nutzen.
Nachteil:	Bei beidhändigem Greifen verstärkt die Aktivität im Oberkörper die Spastik im unteren Bereich. Bei einer Hemiplegie (Halbseitenlähmung) kann das Hochziehen mit dem aktiven Arm zu einer Verstärkung der Spastik im schwächeren (gelähmten) Arm führen. Verfestigt sich ein solches Bewegungsmuster über eine lange Zeit, kann es später kaum noch korrigiert werden.

Haltegurt

Eine Art breiter Kunststoffgürtel, der mit Griffen versehen ist, wird auf Taillenhöhe des Patienten angebracht. Über die am Gurt angebrachten Griffe kann v.a. ein großer oder schwerer Patient besser bewegt werden. Mitunter kann es schwierig sein, einen entsprechenden Griff anzubringen, ohne an empfindlichen Stellen, wie den Armen oder den Schultern zu zerren.

Vorteil:	Einfach, klein und hilfreich.
Nachteil:	Das An- und Ablegen des Gurtes kann umständlich sein, zumal ein bettlägeriger Patient nicht ständig in einem solchen Gurt liegen sollte.

Anhang

Literatur:

- Ammann, A.: Rückengerechtes Arbeiten in der Pflege. Hannover 2002
- Biewald, F.: Das Bobath-Konzept. München 2004
- Davies, P. M.: Wieder Aufstehen – Frühbehandlung und Rehabilitation bei Patienten mit schweren Hirnschädigungen. Stuttgart 1996
- Friedhoff, M.; Schieberle, D.: Praxis des Bobathkonzepts. Stuttgart 2007
- Hochschild, J.: Strukturen und Funktionen begreifen. Stuttgart 1998
- Paeth Rohlfs, B.: Erfahrungen mit dem Bobath-Konzept. Stuttgart 1999

Internetadressen von Anbietern für Lagerungs- und Positionierungshilfen (ohne Anspruch auf Vollständigkeit):

SEMED Inhaber Enrico Döhler Wiesenstraße 3 D-08459 Neukirchen Tel.: +49 (0) 3762 679125 Fax: +49 (0) 3762 679130 E-Mail: info@semed.de www.semed.de	Samarit Medizintechnik AG, Dorfplatz 2 / Postfach 213 CH-8126 Zumikon, Schweiz Tel.: +41 (0) 44 9181011 Fax: +41 (0) 44 9182439 E-Mail: info@samarit.com www.samaritmedical.com
Etac GmbH Bahnhofstraße 131 D-45770 Marl Tel.: +49 (0) 2365 9871-0 Fax: +49 (0) 2365 986115 E-Mail: info@etac.de www.etac.de	Petermann GmbH Ziegelhaus 12 D-91601 Dombühl Tel.: +49 (0) 9868 9339-0 Fax: +49 (0) 9868 9339-20 E-Mail: petermann@pm-med.de www.pm-med.de
Transatlantic Handelsgesellschaft Stolpe & Co. mbH Am Joseph 8 D-61273 Wehrheim Tel.: +49 (0) 6081 943050 Fax: +49 (0) 6081 943080 E-Mail: info@transat.de www.transatlantic.de	SERVOMED GmbH Einstein Palais, Friedrichstr. 171 D-10117 Berlin Tel.: +49 (0) 6821 932135 Fax: +49 (0) 6821 932137 E-Mail: info@servo-med.de www.servo-med.de
Handi move Bergsteig 5 D-72218 Wildberg Tel.: +49 (0) 7054 7178 Fax: +49 (0) 7054 7743 E-Mail: info@handi-move.de www.handi-move.de	MedElan Riedweg 22 CH-3705 Faulensee, Schweiz Tel.: +41 (0) 33 6545286 Fax: +41 (0) 33 6545267 E-Mail: e.commerce@medelan.ch www.medelan.ch
DZL Zentralvertrieb Lauf GmbH Am Winkelsteig 1 A D-91207 Lauf Tel.: +49 (0) 9123 96060 Fax: +49 (0) 9123 960666 E-Mail: alleartikel@aol.com www.lagerungshilfen.eu	Sport-Thieme GmbH Helmstedter Straße 40 D-38368 Grasleben Tel.: +49 (0) 5357 18181 Fax: +49 (0) 5357 18190 E-Mail: info@sport-thieme.de www.sport-thieme.de